PRZEPISY WŁOSKIE 2022

PYSZNE I AUTENTYCZNE PRZEPISY NA DESER

MATTEO LUSO

2

SPIS TREŚCI

Krem brulee 8

Filiżanki mascarpone i kawy 11

Kasztan "Góra" 13

Budyń czekoladowy 16

Pudding ryżowy z kawałkami czekolady 18

Kawowy Krem Karmelowy 20

Krem Czekoladowy Karmel 23

Amaretti krem z karmelem 26

Prosty syrop do granity 29

Granit cytrynowy 30

Arbuz mrożony 32

mandarynka granita 34

Truskawkowe Wino Granita 36

Kawa Granita 38

Granit cytrusowy i campari 40

Granita z białej brzoskwini i prosecco 42

sorbet czekoladowy 44

Granita cytrynowa Prosecco 46

Różowy Prosecco Granita 48

Lody"..50

Lody cytrynowe...52

lody ricotta..53

lody mascarpone..55

lody cynamonowe...57

Lody espresso...59

Lody Orzechowo-Karmelowe...61

Lody Miodowe z Nugat...64

Lody Amaretti...67

lody „utopione"...69

Lody z octem balsamicznym..70

Mrożone Trufle..71

Kubki z kremem migdałowym..74

pomarańczowa pianka..77

migdałowy semifreddo..79

Florentyńskie ciasto z mrożoną kopułą..................................82

Sos mascarpone z miodem...85

Świeży świeży sos...86

Ciepły sos z czerwonych owoców...87

Sos malinowy przez cały rok...88

ostry sos krówkowy...90

koci język..91

Krakersy z kaszy manny 94

Pierścienie Vin Santo 97

ciasteczka marsala 99

ciasteczka z winem sezamowym 102

sezamowe ciasteczka 104

ciasta anyżowe 107

pierścionki z masłem 110

sęki cytryny 113

pikantne ciasteczka 116

ciasteczka waflowe 118

słodkie ravioli 121

„Brzydkie, ale dobre" ciasteczka 124

miejsca z dżemem 126

Biscotti orzechowe i podwójna czekolada 129

Czekoladowe pocałunki 132

Bez Pieczenia Czekoladowego Salami 135

Ciastka Prato 137

Biscotti owocowo-orzechowe z Umbrii 140

Biscotti orzechowo-cytrynowe 143

biscotti z orzechów włoskich 145

Makaron migdałowy 148

Makaron z orzeszkami piniowymi 151

batoniki z orzechów laskowych 153

Ciasteczka z masłem orzechowym 155

tęczowe ciasteczka 157

Świąteczne Ciasteczka Figowe 162

kruchy migdał 167

Sycylijskie Bułeczki Orzechowe 169

Herbatnik 172

ciasto cytrusowe 174

Ciasto cytrynowo-oliwkowe 177

marmurkowe ciasto 179

Ciasto rumowe 182

babcia ciasto 186

Ciasto morelowe i migdałowe 190

letnia tarta owocowa 194

jesienne keks 197

Ciasto z polenty i gruszek 200

Sernik Ricotta 203

Sycylijskie ciasto z ricotty 206

ciasto z okruchów ricotta 210

Piemonte ciasto orzechowe 213

ciasto mantuańskie 216

Świąteczny Słodki Chleb 218

Krem brulee

Krem Bruciata

Na 4 porcje

W rzymskiej restauracji Il Matriciano crème brûlée piecze się na dużych patelniach. Baza kremu jest gęsta i bogata w żółtka i śmietanę, a polewa karmelowa jest twarda, przejrzysta i chrupiąca jak toffi. To jest moja interpretacja jego wersji.

2 szklanki gęstej śmietany

3 łyżki cukru

4 duże żółtka

1 łyżeczka czystego ekstraktu waniliowego

Dodatek

1 1/2 szklanki cukru

3 łyżki wody

1.Umieść stojak na środku piekarnika. Rozgrzej piekarnik do 300 ° F. Przygotuj 4-kubkowe płytkie naczynie do pieczenia i ruszt do ostygnięcia.

dwa.W średnim rondlu wymieszać śmietanę i cukier. Doprowadzić do wrzenia na średnim ogniu, mieszając, aby rozpuścić cukier.

3.W dużej misce ubij żółtka i wanilię. Ciągle ubijając, wlej gorącą śmietanę. Wlej mieszaninę do naczynia do pieczenia.

Cztery. Umieść naczynie do pieczenia w większym naczyniu do pieczenia. Umieść patelnię w piekarniku. Ostrożnie wlej gorącą wodę do większej patelni, aż osiągnie głębokość 1 cala w dół naczynia do pieczenia. Piec 45 do 50 minut, aż do zastygnięcia, ale jeszcze trochę miękkie w środku. Przełóż naczynie do pieczenia na półkę, aby ostygło przez 30 minut. Przykryj i wstaw do lodówki.

5.Do 12 godzin przed podaniem wymieszać cukier i wodę w małym, ciężkim rondelku. Gotuj na średnim ogniu, mieszając od czasu do czasu, aż cukier całkowicie się rozpuści, około 3 minut. Gdy mieszanina zacznie się gotować, przestań mieszać i gotuj, aż syrop zacznie brązowieć na brzegach. Następnie delikatnie potrząśnij patelnią na ogniu, aż syrop uzyska jednolity, złotobrązowy kolor, około 2 minuty.

6.Za pomocą ręcznika papierowego osusz powierzchnię zimnej śmietany w naczyniu do pieczenia. Ostrożnie polej gorącym syropem. Włóż naczynie do lodówki na 10 minut, aż karmel będzie twardy.

7.Przed podaniem rozkrusz karmel krawędzią łyżki. Wlej śmietanę i karmel na talerze do serwowania.

Filiżanki mascarpone i kawy

Coppa di Mascarpone al Caffè

Na 6 porcji

Chociaż mascarpone jest zwykle wytwarzane w Lombardii, często używa się go w weneckich deserach. Ten łączy kawę i aromaty w mascarpone i śmietanie, z posiekaną czekoladą, aby nadać jej konsystencję. Przypomina tiramisu, które również pochodzi z Veneto, chociaż nie zawiera ciasteczek.

Nie potrzebujesz żadnego wymyślnego sprzętu, aby zrobić espresso do tego deseru lub innych w tej książce. Można użyć zwykłego ekspresu przelewowego lub nawet espresso instant.

1/3 szklanki mocnego gorącego espresso

11/4 szklanki cukru

1/4 szklanki brandy lub rumu

4 uncje (1/2 szklanki) mascarpone w temperaturze pokojowej

1 szklanka do ubijania lub gęstej śmietany

11/2 szklanki posiekanej półsłodkiej czekolady (około 2 uncji)

1.Co najmniej 20 minut przed przygotowaniem deseru umieść w lodówce średnią miskę i ubijaki miksera elektrycznego. Połącz espresso i cukier. Mieszaj, aż cukier się rozpuści. Dodaj koniak. Ostudzić do temperatury pokojowej.

dwa.W dużej misce wymieszaj mascarpone i kawę na gładką masę. Wyjmij miskę i trzepaczki z lodówki. Wlej śmietankę do miski i ubijaj śmietankę na wysokich obrotach, aż delikatnie utrzyma swój kształt po podniesieniu ubijaków, około 4 minut.

3.Za pomocą elastycznej szpatułki delikatnie włóż krem do masy z mascarpone. Zarezerwuj 2 łyżki czekolady do dekoracji i dodaj resztę czekolady do mascarpone.

Cztery. Wlej miksturę do sześciu szklanek. Posyp zarezerwowaną czekoladą. Przykryj i schłódź 1 godzinę do nocy.

Kasztan "Góra"

Monte Bianco

Na 6 porcji

Ta góra puree z kasztanów, bitej śmietany i kawałków czekolady nosi nazwę Mont Blanc, po włosku Monte Bianco, jednego z Alp oddzielających Francję i Włochy w regionie Valle d'Aosta.

Świeże kasztany w skorupce są gotowane, a następnie obierane i doprawiane rumem i czekoladą, aby przygotować ten świąteczny deser. Możesz uniknąć etapów gotowania i obierania, zastępując całe lub posiekane pakowane próżniowo gotowane kasztany, które są sprzedawane w słoikach lub puszkach. Większość przepisu możesz przygotować na kilka godzin przed podaniem.

1 funt świeżych kasztanów lub zastąp 1 funt pakowanych próżniowo gotowanych niesłodzonych kasztanów

1 łyżeczka soli

2 szklanki pełnego mleka

11/2 szklanki cukru

3 uncje roztopionej słodko-gorzkiej czekolady

2 łyżki ciemnego lub jasnego rumu lub brandy

1 szklanka do ubijania lub gęstej śmietany

1 1/2 łyżeczki czystego ekstraktu waniliowego

Tarta słodko-gorzka czekolada do dekoracji

1.Jeśli używasz świeżych kasztanów, połóż je płaską stroną do
dołu na desce do krojenia. Małym, ostrym nożem naciąć
skorupę, nie przecinając kasztana. Włóż kasztany do rondla z
zimną wodą, aż przykryją je dwoma centymetrami i solą.
Doprowadzić do wrzenia i przekłuć nożem do miękkości,
około 15 minut. Niech ostygnie lekko w wodzie. Wyjmij
kasztany z wody pojedynczo i obierz je, gdy są jeszcze gorące,
usuwając zarówno zewnętrzną skorupę, jak i wewnętrzną
skórę.

dwa.Umieść obrane kasztany lub kasztany pakowane
próżniowo w średnim rondlu. Dodaj mleko i cukier i zagotuj.
Przykryj i gotuj, od czasu do czasu mieszając, aż kasztany
będą miękkie, ale nadal zachowują swój kształt, około 10

minut w przypadku pakowania próżniowego lub 20 minut w przypadku świeżo obranej skórki.

3.Kasztany i płyn do gotowania włożyć do robota kuchennego z rumem. Miksuj do uzyskania gładkiej konsystencji, około 3 minut. Dodaj rozpuszczoną czekoladę. Ostudzić do temperatury pokojowej.

Cztery. Wlej miksturę do młynka do żywności wyposażonego w ostrze z dużym otworem lub do wyciskarki do ziemniaków. Trzymając młynek nad talerzem do serwowania, przełóż mieszankę kasztanów przez ostrze, tworząc stożkowy lub „górski" kształt. (Można przygotować do 3 godzin wcześniej. Przykryj folią i trzymaj w chłodnej temperaturze pokojowej.)

5.Co najmniej 20 minut przed podaniem wstaw do lodówki dużą miskę i ubijaki miksera elektrycznego. Wyjmij miskę i trzepaczki z lodówki. Wlej śmietankę do miski i ubijaj śmietankę na wysokich obrotach, aż delikatnie utrzyma swój kształt po podniesieniu ubijaków, około 4 minut.

6.Kremem polej „górę" kasztanów, delikatnie pozwalając jej opaść ze szczytu jak śnieg. Udekoruj startą czekoladą.

Budyń czekoladowy

Krem Cioccolato

Na 8 porcji

Kakao, czekolada i gęsta śmietana sprawiają, że ten deser jest bogaty, kremowy i aromatyczny. Podawać w małych porcjach z bitą śmietaną i startą czekoladą.

dwa/3 szklanki cukru

11/4 szklanki mąki kukurydzianej

3 łyżki niesłodzonego kakao w proszku

11/4 łyżeczki soli

2 szklanki pełnego mleka

1 szklanka gęstej śmietany

4 uncje gorzkiej lub półsłodkiej czekolady, posiekanej, plus więcej do przybrania (opcjonalnie)

1.W dużej misce przesiej 1/3 szklanki cukru, skrobi kukurydzianej, kakao i soli. Wymieszaj w 1/4 szklanki mleka, aż będzie gładkie i dobrze wymieszane.

dwa.W dużym rondlu wymieszaj pozostałe 1/3 szklanki cukru, 13/4 szklanki mleka i gęstą śmietanę. Gotuj na średnim ogniu, często mieszając, aż cukier się rozpuści, a mikstura się zagotuje, około 3 minut.

3.Za pomocą trzepaczki ubij mieszankę kakaową na mieszankę gorącego mleka. Gotuj, mieszając, aż mieszanina się zagotuje. Zmniejsz ogień i gotuj, aż zgęstnieje i będzie gładka, jeszcze 1 minutę.

Cztery.Wlej zawartość rondla do dużej miski. Dodaj czekoladę i mieszaj, aż się rozpuści i będzie gładka. Przykryj dokładnie kawałkiem plastikowego opakowania, dopasowując go ściśle do powierzchni budyniu, aby zapobiec tworzeniu się skórki. Wstaw do lodówki do zimna, 3 godziny na noc.

5.Aby podać, przełóż budyń do miseczek deserowych. W razie potrzeby udekoruj posiekaną czekoladą i podawaj.

Pudding ryżowy z kawałkami czekolady

Budino di Riso al Cioccolato

Na 6 porcji

Ten kremowy pudding ryżowy jadłam w Bolonii, gdzie bardzo popularne są ciasta i puddingi z ryżem. Dopiero gdy go spróbowałem, odkryłem, że to, co wyglądało na rodzynki, było w rzeczywistości małymi kawałkami słodko-gorzkiej czekolady. Bita śmietana rozjaśnia ten bogaty budyń, zrobiony ze średnioziarnistego włoskiego ryżu. Podawaj sam lub zSos malinowy przez cały rokzarównoostry sos krówkowy.

6 szklanek pełnego mleka

31/4 szklanki ryżu średnioziarnistego, takiego jak Arborio, Carnaroli lub Vialone Nano

11/2 łyżeczki soli

31/4 szklanki cukru

2 łyżki ciemnego rumu lub koniaku

1 łyżeczka czystego ekstraktu waniliowego

1 szklanka do ubijania lub gęstej śmietany

3 uncje słodko-gorzkiej czekolady, posiekanej

1.W dużym rondlu wymieszaj mleko, ryż i sól. Zagotuj mleko i gotuj, często mieszając, aż ryż będzie bardzo miękki, a mleko wchłonie, około 35 minut.

dwa.Przełóż ugotowany ryż do dużej miski. Dodaj cukier i ostudź do temperatury pokojowej. Dodaj rum i wanilię.

3.Co najmniej 20 minut przed przygotowaniem deseru umieść dużą miskę i ubijaki miksera elektrycznego w lodówce.

Cztery.Po ostygnięciu wyjmij miskę i ubijaki z lodówki. Wlej śmietankę do miski i ubijaj śmietankę na wysokich obrotach, aż delikatnie utrzyma swój kształt po podniesieniu ubijaków, około 4 minut.

5.Za pomocą elastycznej szpatułki ułóż bitą śmietanę i posiekaną czekoladę w mieszankę ryżową. Podawać natychmiast lub przykryć i schłodzić w lodówce.

Kawowy Krem Karmelowy

Chleb Kawowy

Na 6 porcji

Ten starożytny toskański przepis ma konsystencję kremu karmelowego, ale nie zawiera mleka ani śmietanki. Krem jest bogaty, ciemny i gęsty, choć nie tak ciężki, jak gdyby był zrobiony ze śmietany. Z włoskiej nazwy wynika, że kiedyś pieczono go w formie bochenka jak chleb, po włosku tafla.

2 filiżanki gorącego, mocnego espresso

1⁄2 szklanki cukru

2 łyżki wody

5 dużych jaj

1 łyżka rumu lub koniaku

1. Umieść stojak na środku piekarnika. Rozgrzej piekarnik do 350 ° F. Przygotuj 6 żaroodpornych kubków z kremem.

dwa.W dużej misce wymieszaj espresso z 3/4 szklanki cukru, aż cukier się rozpuści. Odstawić, aż kawa osiągnie temperaturę pokojową, około 30 minut.

3.W małym, ciężkim rondlu wymieszaj pozostałe 3/4 szklanki cukru i wody. Gotuj na średnim ogniu, mieszając od czasu do czasu, aż cukier całkowicie się rozpuści, około 3 minut. Gdy mieszanina zacznie się gotować, przestań mieszać i gotuj, aż syrop zacznie brązowieć na brzegach. Następnie delikatnie potrząśnij patelnią na ogniu, aż syrop uzyska jednolity, złotobrązowy kolor, około 2 minuty. Ochraniając dłoń rękawicą kuchenną, od razu wlej gorący karmel do kubków z kremem.

Cztery.W dużej misce ubij jajka, aż się połączą. Dodaj zimną kawę i rum. Przelej miksturę przez sitko o drobnych oczkach do miski, a następnie dodaj do miseczek z kremem.

5.Umieść filiżanki w dużym naczyniu do pieczenia. Umieść patelnię na środku piekarnika, a następnie wlej gorącą wodę na patelnię na głębokość 1 cala. Piecz 30 minut lub do momentu, gdy nóż wsunięty 1/2 cala od środka kremu wyjdzie czysty. Przenieś kubki z patelni na stojak, aby ostygły. Przykryj i schłódź co najmniej 3 godziny lub na noc.

6.Aby podawać, przełóż mały nóż przez wnętrze każdego kubka z kremem. Odwróć na talerze i podawaj natychmiast.

Krem Czekoladowy Karmel

Crème Caramel z Cioccolato

Na 6 porcji

Crème caramel to jedwabiście gładki, pieczony budyń. Podoba mi się ta wersja o smaku czekoladowym, którą miałam w Rzymie.

cukierek

3 1/4 szklanki cukru

2 łyżki wody

Krem

2 szklanki pełnego mleka

4 uncje gorzkiej lub półsłodkiej czekolady, posiekanej

3 1/4 szklanki cukru

4 duże jajka

2 duże żółtka

1. Umieść stojak na środku piekarnika. Rozgrzej piekarnik do 350 ° F. Przygotuj 6 żaroodpornych kubków z kremem.

dwa. Przygotuj karmel: W małym, ciężkim rondelku wymieszaj cukier i wodę. Gotuj na średnim ogniu, mieszając od czasu do czasu, aż cukier całkowicie się rozpuści, około 3 minut. Gdy mieszanina zacznie się gotować, przestań mieszać i gotuj, aż syrop zacznie brązowieć na brzegach. Następnie delikatnie potrząśnij patelnią na ogniu, aż syrop uzyska jednolity, złotobrązowy kolor, około 2 minuty. Ochraniając dłoń rękawicą kuchenną, od razu wlej gorący karmel do kubków z kremem.

3. Przygotuj śmietankę: W małym rondelku podgrzej mleko na małym ogniu, aż na brzegach pojawią się małe bąbelki. Usuń z ognia. Dodaj czekoladę i pozostałe 3/4 szklanki cukru i odstaw, aż czekolada się rozpuści. Mieszaj, aż się połączą.

Cztery. W dużej misce ubij jajka i żółtka, aż się połączą. Dodaj mleko czekoladowe. Przelej miksturę przez sitko o drobnych oczkach do miski, a następnie dodaj do miseczek z kremem.

5. Umieść filiżanki w dużym naczyniu do pieczenia. Umieść na środku piekarnika. Ostrożnie wlej gorącą wodę na patelnię na

głębokość 1 cala. Piecz 20 do 25 minut lub do momentu, gdy nóż wsunięty 1/2 cala od środka kremu wyjdzie czysty. Przenieś kubki z patelni na stojak, aby ostygły. Przykryj i schłódź co najmniej 3 godziny lub na noc.

6.Aby podawać, przełóż mały nóż przez wnętrze każdego kubka z kremem. Odwróć na talerze i podawaj natychmiast.

Amaretti krem z karmelem

Bonet

Na 8 porcji

Krem jest zazwyczaj gładki, ale ta wersja Piemontu jest przyjemnie ziarnista, ponieważ składa się z pokruszonych ciasteczek amaretti. Często piecze się go w misce, a nazwa pochodzi od dialektycznego słowa oznaczającego koronę kapelusza. Ja wolę piec w tortownicy (nie w tortownicy), bo tak łatwiej się kroi i podaje.

cukierek

dwa/3 szklanki cukru

11/4 szklanki wody

Flan

3 szklanki pełnego mleka

4 duże jajka

1 szklanka cukru

1 szklanka holenderskiego przetworzonego niesłodzonego proszku kakaowego

3/4 filiżanki drobno pokruszonych importowanych włoskich ciasteczek amaretti (około 12)

2 łyżki ciemnego rumu

1 łyżeczka czystego ekstraktu waniliowego

1. Przygotuj karmel: W małym, ciężkim rondelku wymieszaj cukier i wodę. Gotuj na średnim ogniu, mieszając od czasu do czasu, aż cukier całkowicie się rozpuści, około 3 minut. Gdy mieszanina zacznie się gotować, przestań mieszać i gotuj, aż syrop zacznie brązowieć na brzegach. Następnie delikatnie potrząśnij patelnią na ogniu, aż syrop uzyska jednolity, złotobrązowy kolor, około 2 minuty. Chroniąc dłoń rękawicą do pieczenia, natychmiast wlej karmel do 8- lub 9-calowej formy do ciasta. Przechyl patelnię, aby pokryć dno i niektóre boki karmelem.

dwa. Umieść stojak na środku piekarnika. Rozgrzej piekarnik do 325° F. Umieść naczynie do pieczenia wystarczająco duże, aby utrzymać formę do ciasta na środku piekarnika.

3.Przygotuj krem: W dużym, ciężkim rondlu podgrzej mleko na małym ogniu, aż wokół brzegu pojawią się małe bąbelki.

Cztery.W międzyczasie w dużej misce ubij jajka z cukrem, aż się połączą. Dodaj kakao, okruchy ciasteczek, rum i wanilię. Stopniowo dodawać gorące mleko.

5.Przelej masę budyniową przez sitko o drobnych oczkach na przygotowaną patelnię. Umieść patelnię na środku patelni. Ostrożnie wlej bardzo gorącą wodę do brytfanny na głębokość 1 cala.

6.Piec 1 godzinę 10 minut lub do momentu, gdy góra będzie gotowa, ale środek nadal będzie lekko pomarszczony. (Chroniąc dłoń rękawicą kuchenną, delikatnie potrząśnij patelnią.) Przygotuj stojak chłodzący. Przenieś patelnię do stojaka, aby ostygła przez 15 minut. Przykryj i wstaw do lodówki na 3 godziny do nocy.

7.Aby wyjąć z formy, przejedź małym nożem wokół wewnętrznej krawędzi patelni. Odwróć budyń na talerz do serwowania. Pokrój w plasterki, aby natychmiast podać.

Prosty syrop do granity

Sprawia, że 1 1/4 szklanki

Jeśli chcesz zrobić granity w dowolnym momencie, podwój lub potroj ten przepis i przechowuj w zamkniętym słoiku w lodówce do dwóch tygodni.

1 szklanka zimnej wody

1 szklanka cukru

1. W małym rondelku wymieszać wodę i cukier. Doprowadzić do wrzenia na średnim ogniu i gotować, od czasu do czasu mieszając, aż cukier się rozpuści, około 3 minut.

dwa. Pozwól syropowi trochę ostygnąć. Wlać do pojemnika, przykryć i wstawić do lodówki, aż będzie gotowy do użycia.

Granit cytrynowy

Granita di Limone

Na 6 porcji

Najlepsze letnie orzeźwienie: podawaj bez zmian z ćwiartką cytryny i gałązką mięty lub dodaj do letnich koktajli. Granita cytrynowa jest również dobrym affogato, co oznacza „utopiony", z odrobiną grappy lub limoncello, pysznego likieru cytrynowego Capri.

1 szklanka wody

dwa/3 szklanki cukru

21/2 szklanki kostek lodu

1 łyżeczka skórki z cytryny

11/2 szklanki świeżo wyciśniętego soku z cytryny

1.W małym rondelku wymieszać wodę i cukier. Doprowadzić do wrzenia na średnim ogniu i gotować, od czasu do czasu mieszając, aż cukier się rozpuści, około 3 minut. Niech ostygnie lekko. Włóż kostki lodu do dużej miski i polej syropem kostki lodu. Mieszaj, aż lód się rozpuści. Wstawić do lodówki do wystygnięcia, około 1 godziny.

dwa. Schłodź metalową patelnię 13 × 9 × 2 cale w zamrażarce. W średniej misce wymieszać syrop cukrowy, skórkę z cytryny i sok z cytryny. Wyjmij patelnię z zamrażarki, a następnie wlej do niej mieszaninę. Zamroź 30 minut lub do momentu, gdy wokół krawędzi utworzy się 1-calowy brzeg kryształków lodu.

3.Wymieszaj kryształki lodu na środku mieszaniny. Włóż patelnię do zamrażarki i kontynuuj zamrażanie, mieszając co 30 minut, aż cały płyn zostanie zamrożony, około 2 do 21/2 godzin. Podawaj natychmiast lub zeskrob miksturę do plastikowego pojemnika, przykryj i przechowuj w zamrażarce do 24 godzin.

Cztery.W razie potrzeby wyjmij z zamrażarki, aby zmiękły około 15 minut przed podaniem.

Arbuz mrożony

Granita di Cocomero

Na 6 porcji

Smak tej granity jest tak skoncentrowany, a świeżość tak orzeźwiająca, że może być nawet lepsza niż świeży arbuz. Jest to ulubione miejsce na Sycylii, gdzie lata mogą być wyjątkowo gorące.

1 szklanka wody

1 1/2 szklanki cukru

4 szklanki kawałków arbuza, posiekanych

2 łyżki świeżego soku z cytryny lub do smaku

1. W małym rondelku wymieszać wodę z cukrem. Doprowadzić do wrzenia na średnim ogniu, następnie gotować, od czasu do czasu mieszając, aż cukier się rozpuści, około 3 minut. Lekko ostudzić, a następnie wstawić do lodówki, aż ostygnie, około 1 godziny.

dwa. Schłodź metalową patelnię 13 × 9 × 2 cale w zamrażarce. Umieść kawałki arbuza w blenderze lub robocie kuchennym i zmiksuj, aż będą gładkie. Przelej przez sitko o drobnych oczkach do miski, aby usunąć resztki nasion. Powinieneś mieć około 2 szklanki soku.

3.W dużej misce wymieszaj sok i syrop. Dodaj sok z cytryny do smaku.

Cztery. Wyjmij patelnię z zamrażarki, a następnie wlej do niej mieszaninę. Zamroź 30 minut lub do momentu, gdy wokół krawędzi utworzy się 1-calowy brzeg kryształków lodu. Wymieszaj kryształki lodu na środku mieszaniny. Włóż patelnię do zamrażarki i kontynuuj zamrażanie, mieszając co 30 minut, aż cały płyn zostanie zamrożony, około 2 do 21/2 godzin. Podawaj natychmiast lub zeskrob miksturę do plastikowego pojemnika, przykryj i przechowuj w zamrażarce do 24 godzin.

5.W razie potrzeby wyjmij z zamrażarki, aby zmiękły około 15 minut przed podaniem.

mandarynka granita

Granit mandaryński

Na 4 porcje

Południowe Włochy obfitują we wszelkiego rodzaju owoce cytrusowe. Miałem tę granitę w Taranto w Apulii. W ten sposób można przygotować soki mandarynki, tangelo, klementynki lub mandarynki.

Nie ulegaj pokusie, aby dodać więcej alkoholu do tej mieszanki, ponieważ alkohol może zapobiec jej zamarzaniu.

1 zimna filiżankaprosty syrop

1 szklanka świeżego soku z mandarynki (z około 4 średnich mandarynek)

1 łyżeczka świeżo startej skórki mandarynki

2 łyżki mandarynki lub likieru pomarańczowego

1.W razie potrzeby przygotuj prosty syrop i schłódź. Następnie umieść w zamrażarce metalową patelnię 13 × 9 × 2 cale.

dwa.W dużej misce wymieszaj sok, skórkę, syrop i likier, aż dobrze się połączą. Wyjmij zimną patelnię z zamrażarki i wlej płyn do patelni.

3.Umieść patelnię w zamrażarce na 30 minut lub do momentu, gdy wokół krawędzi utworzy się 1-calowy brzeg kryształków lodu. Wymieszaj kryształki lodu na środku mieszaniny. Włóż patelnię do zamrażarki i kontynuuj zamrażanie, mieszając co 30 minut, aż cały płyn zostanie zamrożony, około 2 do 21/2 godzin. Podawaj natychmiast lub zeskrob miksturę do plastikowego pojemnika, przykryj i przechowuj w zamrażarce do 24 godzin.

Cztery.W razie potrzeby wyjmij z zamrażarki, aby zmiękły około 15 minut przed podaniem.

Truskawkowe Wino Granita

Granita di Fragola z winem

Od 6 do 8 porcji

Ze świeżymi dojrzałymi truskawkami jest to pyszne, ale nawet zwykłe truskawki świetnie smakują w tej granite.

2 litry truskawek, opłukane i obrane

11/2 szklanki cukru lub do smaku

1 szklanka wytrawnego białego wina

2-3 łyżki świeżego soku z cytryny

1. Umieść patelnię 13 × 9 × 2 cale w zamrażarce, aby się schłodzić. Truskawki kroimy na pół lub, jeśli są duże, na ćwiartki. W dużym rondlu wymieszać truskawki, cukier i wino. Doprowadź do wrzenia i gotuj przez 5 minut, od czasu do czasu mieszając, aż cukier się rozpuści. Zdjąć z ognia i ostudzić. Wstaw do lodówki do zimna, co najmniej 1 godzinę.

dwa. Wlej mieszaninę do robota kuchennego lub blendera. Puree do uzyskania gładkości. Dodaj sok z cytryny do smaku.

3.Wyjmij zimną patelnię z zamrażarki i wlej mieszankę na patelnię. Umieść patelnię w zamrażarce na 30 minut lub do momentu, gdy wokół krawędzi utworzy się 1-calowy brzeg kryształków lodu. Wymieszaj kryształki lodu na środku mieszaniny. Włóż patelnię do zamrażarki i kontynuuj zamrażanie, mieszając co 30 minut, aż cały płyn zostanie zamrożony, około 2 do 21/2 godzin. Podawaj natychmiast lub zeskrob miksturę do plastikowego pojemnika, przykryj i przechowuj w zamrażarce do 24 godzin.

Cztery.W razie potrzeby wyjmij z zamrażarki, aby zmiękły około 15 minut przed podaniem.

Kawa Granita

Granita di Caffè

Na 8 porcji

Caffè Tazza d'Oro w pobliżu Panteonu w Rzymie robi jedne z najlepszych kaw w mieście. Latem zarówno turyści, jak i mieszkańcy przestawiają się na granita di caffè, lody espresso, podawane z lub bez porcji świeżo ubitej śmietany. Jest łatwy do przygotowania i orzeźwiający po letnim posiłku.

4 szklanki wody

5 czubatych łyżeczek rozpuszczalnego espresso w proszku

2 do 4 łyżek cukru

bita śmietana (opcjonalnie)

1. Umieść patelnię 13 × 9 × 2 cale w zamrażarce, aby się schłodzić. Zagotuj wodę. Usuń z ognia. Dodaj rozpuszczalne espresso i cukier do smaku. Lekko ostudzić, a następnie przykryć. Wstawić do lodówki do wystygnięcia, około 1 godziny.

dwa. Wyjmij zimną patelnię z zamrażarki i wlej do niej kawę. Zamroź, aż na brzegach utworzy się 1-calowy brzeg kryształków lodu. Wymieszaj kryształki lodu na środku mieszaniny. Włóż patelnię do zamrażarki i kontynuuj zamrażanie, mieszając co 30 minut, aż cały płyn zostanie zamrożony, około 2 do 21/2 godzin.

3.Podawaj natychmiast, posyp śmietaną, jeśli używasz, lub zeskrob miksturę do plastikowego pojemnika, przykryj i przechowuj w zamrażarce do 24 godzin.

Cztery.W razie potrzeby wyjmij z zamrażarki, aby zmiękły około 15 minut przed podaniem.

Granit cytrusowy i campari

Granita di Agrumi e Campari

Na 6 porcji

Campari, jasnoczerwony aperitif, zwykle pije się z lodem lub miesza z napojem gazowanym przed posiłkiem. W przypadku tej granity łączy się ją z sokiem cytrusowym. Campari ma przyjemnie goryczkowy brzeg, który jest bardzo orzeźwiający, a granita ma piękny różowy kolor.

1 szklanka wody

11/2 szklanki cukru

2 szklanki świeżo wyciśniętego soku grejpfrutowego

1 szklanka świeżo wyciśniętego soku pomarańczowego

1 łyżeczka skórki pomarańczowej

3/4 filiżanki Campari

1.Umieść patelnię 13 × 9 × 2 cale w zamrażarce, aby schłodzić przez co najmniej 15 minut. Połącz wodę i cukier w małym rondelku. Zagotuj na średnim ogniu, a następnie gotuj, od czasu do czasu mieszając, aż cukier się rozpuści. Dobrze wymieszać. Zdjąć z ognia i ostudzić. Schłodź syrop.

dwa. Połącz zimny syrop, soki, Campari i skórkę pomarańczową.

3.Wyjmij zimną patelnię z zamrażarki i wlej mieszankę na patelnię. Umieść patelnię w zamrażarce na 30 minut lub do momentu, gdy wokół krawędzi utworzy się 1-calowy brzeg kryształków lodu. Wymieszaj kryształki lodu na środku mieszaniny. Włóż patelnię do zamrażarki i kontynuuj zamrażanie, mieszając co 30 minut, aż cały płyn zostanie zamrożony, około 2 do 21/2 godzin. Podawaj natychmiast lub zeskrob miksturę do plastikowego pojemnika, przykryj i przechowuj w zamrażarce do 24 godzin.

Cztery.W razie potrzeby wyjmij z zamrażarki, aby zmiękły około 15 minut przed podaniem.

Granita z białej brzoskwini i prosecco

Granita di Pesche i Prosecco

Na 6 porcji

Ta granita jest inspirowana Bellini, pysznym koktajlem rozsławionym przez Harry's Bar w Wenecji. Bellini powstaje z soku z białych brzoskwiń i prosecco, białego musującego wina z regionu Veneto.

Cukier bardzo drobny miesza się łatwiej niż cukier granulowany, ale jeśli nie możesz go znaleźć, użyj trochęprosty syroppróbować.

5 średnio dojrzałych białych brzoskwiń, obranych i pokrojonych na kawałki

11/2 szklanki drobnego cukru

2 łyżki świeżego soku z cytryny lub do smaku

1 szklanka prosecco lub innego wytrawnego białego wina musującego

1.Umieść patelnię 13 × 9 × 2 cale w zamrażarce, aby schłodzić przez co najmniej 15 minut. W blenderze lub robocie kuchennym połącz brzoskwinie, cukier puder i sok z cytryny. Miksuj lub miksuj, aż cukier całkowicie się rozpuści. Dodaj wino.

dwa. Wyjmij zimną patelnię z zamrażarki i wlej mieszankę na patelnię. Umieść patelnię w zamrażarce na 30 minut lub do momentu, gdy wokół krawędzi utworzy się 1-calowy brzeg kryształków lodu. Wymieszaj kryształki lodu na środku mieszaniny. Włóż patelnię do zamrażarki i kontynuuj zamrażanie, mieszając co 30 minut, aż cały płyn zostanie zamrożony, około 2 do 21/2 godzin. Podawaj natychmiast lub zeskrob miksturę do plastikowego pojemnika, przykryj i przechowuj w zamrażarce do 24 godzin.

3.W razie potrzeby wyjmij z zamrażarki, aby zmiękły około 15 minut przed podaniem.

sorbet czekoladowy

Sorbetto di Cioccolato

Na 6 porcji

Sorbet to mrożony deser o miękkiej konsystencji, który zawiera mleko lub białko jaja dla uzyskania kremowej konsystencji. To jest moje podejście do sorbetu, który jadłem w Caffè Florian, zabytkowej kawiarni i herbaciarni na Piazza San Marco w Wenecji.

11/2 szklanki cukru

3 uncje słodko-gorzkiej czekolady, pokruszonej

1 szklanka wody

1 szklanka pełnego mleka

1.W małym rondelku połącz wszystkie składniki. Zagotuj na średnim ogniu. Gotuj, cały czas mieszając trzepaczką, do uzyskania jednolitej i gładkiej konsystencji, około 5 minut.

dwa. Wlej miksturę do średniej miski. Przykryj i wstaw do lodówki do schłodzenia.

3. Postępuj zgodnie ze wskazówkami producenta w zamrażarce do lodów lub zamrażaj w płytkich garnkach, aż będą twarde, ale nie twarde, około 2 godzin. Zeskrob miksturę do miski miksera i ubij, aż będzie gładka. Zapakuj do plastikowego pojemnika, przykryj i przechowuj w zamrażarce. Podawać w ciągu 24 godzin.

Granita cytrynowa Prosecco

Sgroppino

Na 4 porcje

Wenecjanie lubią kończyć swój posiłek sgroppino, wyrafinowaną i kremową granitą sorbetu cytrynowego ubijanego z prosecco, wytrawnym białym winem musującym. Powinien być zrobiony w ostatniej chwili i jest to fajny deser do zrobienia przy stole. Lubię podawać go w kieliszkach do martini. Użyj dobrej jakości sorbetu cytrynowego kupionego w sklepie. To nie jest tradycyjne, ale pomarańczowy też byłby fajny.

1 szklanka sorbetu cytrynowego

1 szklanka bardzo zimnego prosecco lub innego wytrawnego wina musującego

gałązki mięty

1. Kilka godzin przed planowanym podaniem deseru schłodź w lodówce 4 kieliszki lub kieliszki do parfait.

dwa. Tuż przed podaniem wyjmij sorbet z zamrażarki. Odstawić w temperaturze pokojowej na około 10 minut, aż będzie wystarczająco miękki do usunięcia. Wlej sorbet do średniej miski. Ubijaj, aż będzie gładka i miękka.

3. Powoli dodawaj prosecco i krótko ubijaj trzepaczką do uzyskania kremowej i gładkiej konsystencji. Szybko wlej błoto do schłodzonych kieliszków do wina lub kieliszków do martini. Udekoruj miętą. Natychmiast podawaj.

Różowy Prosecco Granita

Sgroppino alle Fragole

Na 6 porcji

Jeśli świeże truskawki na twoim targu nie są dojrzałe i pachnące, spróbuj użyć mrożonych truskawek do tego łatwego deseru.

1 szklanka pokrojonych truskawek

1 do 2 łyżek cukru

1 szklanka sorbetu cytrynowego

1 szklanka prosecco lub innego wytrawnego wina musującego

Małe świeże truskawki lub ćwiartki cytryny do dekoracji

1.Kilka godzin przed planowanym podaniem deseru schłodź w lodówce 6 pucharów lub szklanek parfait.

dwa.Włóż truskawki i 1 łyżkę cukru do robota kuchennego lub blendera. Zmiksuj jagody, aż będą gładkie. Posmakuj słodyczy. W razie potrzeby dodaj więcej cukru.

3.Tuż przed podaniem wyjmij sorbet z zamrażarki. Odstawić w temperaturze pokojowej na około 10 minut, aż będzie wystarczająco miękki do usunięcia. Wlej sorbet do średniej miski. Ubijaj, aż będzie gładka i miękka. Dodaj puree truskawkowe. Szybko ubij wino i ubij, aż masa będzie kremowa i gładka. Wlać do schłodzonych szklanek. Udekoruj truskawkami lub ćwiartkami cytryny i od razu podawaj.

Lody"

Lody kremowe

Od 6 do 8 porcji

Lekkie, świeże lody o smaku cytryny. Uwielbiam robić to, gdy lokalne truskawki są w sezonie i podawać je razem.

3 szklanki pełnego mleka

4 żółtka

dwa/3 szklanki cukru

1 łyżeczka czystego ekstraktu waniliowego

1 łyżeczka skórki z cytryny

1.W średnim rondlu podgrzej mleko na średnim ogniu, aż wokół krawędzi rondla pojawią się małe bąbelki. Nie gotuj mleka. Usuń z ognia.

dwa.W misce żaroodpornej ubić żółtka i cukier, aż będą gęste i dobrze wymieszane. Dodaj gorące mleko, najpierw powoli, cały czas ubijając, aż całe mleko zostanie zmieszane. Dodaj skórkę z cytryny.

3. Wlej mieszaninę z powrotem do rondla. Umieść rondel na średnim ogniu. Gotuj, cały czas mieszając drewnianą łyżką, aż z garnka zacznie wydobywać się para, a śmietana lekko zgęstnieje, około 5 minut.

Cztery. Śmietanę przelej przez sitko do miski. Dodaj wanilię. Lekko ostudź, a następnie przykryj i wstaw do lodówki do całkowitego schłodzenia, około 1 godziny.

5. Zamroź w maszynce do lodów zgodnie z instrukcją producenta. Zapakuj lody do plastikowego pojemnika, przykryj i zamrażaj do 24 godzin.

Lody cytrynowe

Lody cytrynowe

Robi od 3 do 4 porcji

Będziesz potrzebować dwóch lub trzech dużych cytryn, aby uzyskać wystarczającą ilość soku i skórki do tych prostych i pysznych lodów.

1 1/2 szklanki świeżo wyciśniętego soku z cytryny

1 łyżka świeżo startej skórki z cytryny

1 szklanka cukru

1 pół i pół litra

1. W średniej misce wymieszać sok z cytryny, skórkę i cukier i dobrze wymieszać. Odstawić na 30 minut.

dwa. Dodaj pół na pół i dobrze wymieszaj. Wlej mieszaninę do pojemnika maszyny do lodów i postępuj zgodnie z instrukcjami producenta dotyczącymi zamrażania.

3. Zapakuj lody do plastikowego pojemnika, przykryj i zamrażaj do 24 godzin.

lody ricotta

lody ricotta

Od 6 do 8 porcji

Lody Ricotta to ulubiony smak w Giolitti, jednej z doskonałych lodziarni w Rzymie. Każdej letniej nocy gromadzą się ogromne tłumy, aby kupić rożki wypełnione pysznymi lodami.

Do mieszanki lodowej można dodać kilka łyżek posiekanej czekolady lub pistacji. Podawaj te obfite lody w małych porcjach, skropione odrobiną likieru pomarańczowego lub rumu, jeśli chcesz.

Zarówno kandyzowane skórki z pomarańczy, jak i cytryny są dostępne we włoskich i bliskowschodnich sklepach specjalistycznych lub w sprzedaży wysyłkowej.źródła.

16 uncji świeżej ricotty, w całości lub częściowo odtłuszczonej

11/2 szklanki cukru

2 łyżki słodkiej lub wytrawnej marsali

1 łyżeczka czystego ekstraktu waniliowego

1 1/2 szklanki zimnej, ciężkiej lub bitej śmietany

2 łyżki posiekanego cydru

2 łyżki posiekanej kandyzowanej skórki z pomarańczy

1.Co najmniej 20 minut przed przygotowaniem deseru umieść dużą miskę i ubijaki miksera elektrycznego w lodówce. Umieść ricottę w drobnym sitku nad miską. Za pomocą gumowej szpatułki przełóż ricottę przez sitko do miski. Ubij cukier, marsalę i wanilię.

dwa.Wyjmij miskę i trzepaczki z lodówki. Wlej śmietankę do miski i ubijaj śmietankę na wysokich obrotach, aż delikatnie utrzyma swój kształt po podniesieniu ubijaków, około 4 minut.

3.Za pomocą elastycznej szpatułki wymieszaj śmietankę, cydr i skórkę z mieszanką ricotty. Zeskrob miksturę do pojemnika maszyny do lodów i zamroź zgodnie z instrukcją producenta.

Cztery.Zapakuj lody do plastikowego pojemnika, przykryj i zamrażaj do 24 godzin.

lody mascarpone

lody mascarpone

Na 4 porcje

Mascarpone sprawia, że jest bogatszy niż zwykłe lody.

1 szklanka pełnego mleka

1 szklanka cukru

11/2 szklanki mascarpone

11/2 szklanki świeżo wyciśniętego soku z cytryny

1 łyżeczka skórki z cytryny

1.W małym rondelku wymieszać mleko i cukier. Gotuj na małym ogniu, często mieszając, aż cukier się rozpuści, około 3 minut. Niech ostygnie lekko.

dwa. Ubij mascarpone i ubij na gładką masę. Dodaj sok i skórkę z cytryny.

3.Zamroź w maszynce do lodów zgodnie z instrukcją producenta.

Cztery. Zapakuj lody do plastikowego pojemnika, przykryj i zamrażaj do 24 godzin.

lody cynamonowe

Lody Cynamonowe

Na 6 porcji

Pewnego lata we Włoszech kilka lat temu te lody były wściekłością podawane zCiepły sos z czerwonych owocówi z radością jadłem go w kółko. Lody są pyszne same w sobie lub spróbowaćsos mokka.

2 szklanki pełnego mleka

1 szklanka gęstej śmietany

1 pasek (2 cale) skórki z cytryny

11/2 łyżeczki mielonego cynamonu

4 duże żółtka

11/2 szklanki cukru

1. W średnim rondlu wymieszać mleko, śmietanę, skórkę z cytryny i cynamon. Podgrzewaj na małym ogniu, aż na brzegach pojawią się małe bąbelki. Usuń z ognia.

dwa.W dużej żaroodpornej misce ubić żółtka i cukier do uzyskania piany. Stopniowo wlewaj ciepłe mleko do mieszanki z żółtkami, ubijając, aż się zmiksują.

3.Wlej mieszaninę z powrotem do rondla. Umieść rondel na średnim ogniu. Gotuj, cały czas mieszając drewnianą łyżką, aż z garnka zacznie wydobywać się para, a śmietana lekko zgęstnieje, około 5 minut.

Cztery. Krem cukierniczy wlać przez sitko do miski. Ostudzić. Przykryj i schłódź w lodówce co najmniej 1 godzinę lub na noc. (Aby szybko schłodzić miksturę budyniową, wlej ją do miski w większej misce wypełnionej lodowatą wodą. Często mieszaj miksturę.)

5.Zamroź mieszaninę w zamrażarce do lodów zgodnie z instrukcjami producenta. Zapakuj lody do plastikowego pojemnika, przykryj i zamrażaj do 24 godzin.

Lody espresso

Lody z kawą

Od 6 do 8 porcji

W domu większość Włochów parzy kawę w specjalnie zaprojektowanym dzbanku na kuchence. Przepuszcza przez kawę gorącą parę, a nie gorącą wodę, i to właśnie tworzy klasyczne espresso.

Ale możesz zrobić dobrą kawę z ziaren espresso w zwykłym dzbanku ociekowym. Tylko pamiętaj, aby użyć dobrej jakości espresso i sprawić, by było mocne, szczególnie do tych lodów. Jest niebiański ukoronowanyostry sos krówkowy.

2 szklanki pełnego mleka

dwa/3 szklanki cukru

3 duże żółtka

1 filiżanka mocnego espresso

1. W małym rondelku podgrzej mleko z cukrem, aż na brzegach utworzą się małe bąbelki, około 3 minuty. Mieszaj, aż cukier się rozpuści.

dwa. W dużej misce żaroodpornej ubić żółtka na bladożółty kolor. Stopniowo dodawać gorące mleko. Wlej mieszaninę do rondla. Gotuj na małym ogniu, cały czas mieszając drewnianą łyżką, aż z powierzchni wypłyną smugi pary, a masa lekko zgęstnieje. Natychmiast przelej miksturę przez drobne sitko do miski. Dodaj zaparzoną kawę. Przykryj i schłódź co najmniej 1 godzinę.

3. Zamroź mieszaninę w zamrażarce do lodów zgodnie z instrukcjami producenta. Zapakuj lody do plastikowego pojemnika, przykryj i zamrażaj do 24 godzin.

Lody Orzechowo-Karmelowe

Lody Noci

Na 6 porcji

Przed podaniem polej te lody rumem lub koniakiem.

11/4 szklanki cukru

11/4 szklanki wody

1 szklanka gęstej śmietany

2 szklanki pełnego mleka

5 dużych żółtek

1 łyżeczka czystego ekstraktu waniliowego

31/4 szklanki orzechów włoskich

1.W małym, ciężkim rondelku wymieszać cukier i wodę. Gotuj
na średnim ogniu, mieszając od czasu do czasu, aż cukier
całkowicie się rozpuści, około 3 minut. Gdy mieszanina
zacznie się gotować, przestań mieszać i gotuj, aż syrop zacznie
brązowieć na brzegach. Następnie delikatnie potrząśnij

patelnią na ogniu, aż syrop uzyska jednolity, złotobrązowy kolor, około 2 minuty.

dwa. Usuń patelnię z ognia. Gdy przestanie bulgotać, ostrożnie wlej śmietanę. Uważaj, ponieważ karmel może bulgotać. Po dodaniu całego kremu karmel stwardnieje. Umieść patelnię z powrotem na ogniu. Gotuj, cały czas mieszając, aż karmel stanie się płynny i gładki. Wlej miksturę do dużej miski.

3.W tym samym rondlu podgrzej mleko, aż wokół krawędzi rondla pojawią się małe bąbelki, przez około 3 minuty.

Cztery.W średnio żaroodpornej misce ubij żółtka z pozostałą częścią 1/4 szklanki cukru, aż dobrze się połączą. Stopniowo dodawać gorące mleko. Mieszankę wlać do rondla i gotować na małym ogniu, cały czas mieszając, aż z powierzchni wyjdą smugi pary, a masa będzie lekko gęsta.

5.Natychmiast wlej mieszankę z żółtek jaj przez sitko o drobnych oczkach do miski z karmelem. Dodaj wanilię i mieszaj, aż będzie gładka. Przykryj i schłódź w lodówce co najmniej 1 godzinę.

6.Umieść stojak na środku piekarnika. Rozgrzej piekarnik do 350 ° F. Rozłóż orzechy pekan w małym rondlu. Piecz, mieszając raz lub dwa razy, przez 10 minut lub do lekkiego przypieczenia. Potrzyj kawałki orzecha ręcznikiem, aby usunąć część skórki. Ostudzić. Pokrój na duże kawałki.

7. Zamroź mieszaninę w zamrażarce do lodów zgodnie z instrukcjami producenta.

8. Gdy lody będą gotowe, dodaj orzechy. Zapakuj lody do plastikowego pojemnika, przykryj i zamrażaj do 24 godzin.

Lody Miodowe z Nugat

Lody Miele al Torrone

Na 6 porcji

Włosi uwielbiają miód, zwłaszcza jeśli jest wytwarzany przez pszczoły, które zapylają aromatyczne kwiaty i drzewa, takie jak lawenda i kasztan. Miód rozprowadza się na grzance, posypuje serem i używa do gotowania. Lody te nabierają smaku używanego miodu, więc szukaj takich o ciekawym smaku.

We Włoszech istnieją dwa rodzaje torronów. Jeden to bardziej miękki cukierek nugatowy, zrobiony z miodu, białek jaj i orzechów włoskich. Drugi typ, łatwy do wykonania w domu (patrzkruchy migdał), to twarda pralina, zrobiona z cukru, wody i orzechów. Oba rodzaje torrone są również sprzedawane w formie sztyftów i można je znaleźć we włoskich sklepach spożywczych i cukierniach, zwłaszcza w okresie Bożego Narodzenia.

Posypka Torrone jest opcjonalna, ale bardzo dobra. Można używać zarówno miękkich, jak i twardych.

2 szklanki pełnego mleka

4 duże żółtka

11/2 szklanki miodu

1 szklanka gęstej śmietany

Około 6 łyżek rumu lub koniaku

11/2 szklanki drobno posiekanego Torronu (opcjonalnie)

1.W średnim rondlu podgrzej mleko na małym ogniu, aż wokół krawędzi rondla pojawią się małe bąbelki, przez około 3 minuty.

dwa.W dużej żaroodpornej misce ubij żółtka i miód na gładką masę. Stopniowo dodawać gorące mleko. Mieszankę wlać do rondla i gotować na małym ogniu, cały czas mieszając, aż z powierzchni pojawią się smugi pary, a masa lekko zgęstnieje.

3.Natychmiast przelej miksturę przez drobne sitko do miski. Dodaj krem. Przykryj i wstaw do lodówki na około 1 godzinę.

Cztery.Zamroź mieszaninę w zamrażarce do lodów zgodnie z instrukcjami producenta. Zapakuj lody do plastikowego pojemnika. Przykryj i zamrażaj do 24 godzin. Każdą porcję podawaj polane porcją rumu lub koniaku i posyp pokruszonym torronem.

Lody Amaretti

Lody Amaretti

Od 6 do 8 porcji

Włosi uwielbiają amaretti, lekkie i chrupiące ciasteczka migdałowe, samodzielnie lub w deserach. Chrupiące bryłki ciasteczek amaretti zdobią te lody. Podawaj z odrobiną likieru amaretto.

2 szklanki pełnego mleka

4 duże żółtka

11/2 szklanki cukru

1 szklanka gęstej śmietany

1 łyżeczka czystego ekstraktu waniliowego

1 szklanka grubo pokruszonych ciasteczek amaretti

1.Podgrzej mleko w dużym rondlu na małym ogniu, aż na brzegach pojawią się małe bąbelki, przez około 3 minuty.

dwa.W dużej żaroodpornej misce ubij żółtka i cukier, aż się dobrze połączą. Stopniowo dodawać gorące mleko, cały czas ubijając. Po dodaniu całego mleka wlej mieszaninę do rondla. Gotuj na średnim ogniu, cały czas mieszając, aż z powierzchni podniosą się pasemka pary, a masa lekko zgęstnieje.

3.Natychmiast przelej miksturę przez drobne sitko do miski. Dodaj śmietanę i wanilię. Przykryj i wstaw do lodówki na około 1 godzinę.

Cztery. Zamroź lody w zamrażarce do lodów, postępując zgodnie z instrukcjami producenta. Po zamrożeniu dodaj okruchy. Zapakuj lody do plastikowego pojemnika, przykryj i zamrażaj do 24 godzin.

lody „utopione"

Lody Affogato

Na 4 porcje

Lody o dowolnym smaku można „utopić" w gorącym espresso, ale karmel orzechowy i śmietanka to dwa z moich ulubionych. Lody lekko się topią, tworząc kremowy sos. Możesz pominąć alkohol, jeśli chcesz.

4 łyżki stołowecukierki orzechowezarównoLody"

1 1/2 szklanki gorącego espresso

2 łyżki likieru pomarańczowego lub amaretto (opcjonalnie)

1.W razie potrzeby przygotuj lody. Lody przełóż do dwóch miseczek.

dwa.Jeśli używasz likieru, w małej misce wymieszaj espresso i likier, a następnie zalej miksturą lody. Natychmiast podawaj.

Lody z octem balsamicznym

Lody balsamiczne

Na 4 porcje

Lody i ocet mogą wydawać się dziwną kombinacją i byłoby, gdyby były wykonane ze zwykłego octu balsamicznego. Do tego wyjątkowego deseru, popularnego w Parmie, należy używać tylko najlepiej starzonego balsamica jako gładkiego, lekko cierpkiego sosu do słodkich lodów. Różnorodność supermarketów byłaby zbyt ostra.

4 gałki lodów waniliowych premium lub mrożonego jogurtu lubLody", zmiękczony

2 do 3 łyżeczek dobrze dojrzałego octu balsamicznego

W razie potrzeby przygotuj lody. Ułóż lody na talerzach do serwowania. Skrop octem balsamicznym. Natychmiast podawaj.

Mrożone Trufle

Tartufi

Na 6 porcji

Od czasu mojej pierwszej podróży do Włoch w 1970 roku nie mogę pojechać do Rzymu bez krótkiego postoju w Tre Scalini na Piazza Navona na tartufo. Ta popularna kawiarnia od lat słynie z pysznych mrożonych trufli, kulek lodów zawiniętych w dobre płatki czekolady, które otaczają serce wiśni. Trufle mrożone są łatwe do zrobienia w domu i stanowią świąteczny deser. Tylko upewnij się, że wszystko jest ładne i zimne i działa szybko. Najlepszym do tego narzędziem jest duża łyżka do lodów ze sprężynową dźwignią do uwalniania lodów.

4 uncje półsłodkich chipsów czekoladowych

6 włoskich wiśni w syropie (wiśnie Amarena, dostępne w słoikach) lub wiśnie maraschino zmieszane z odrobiną brandy

2 łyżki posiekanych migdałów

1 kufel lodów waniliowych

1 litra lodów czekoladowych

1. Wyłóż małą metalową blachę do pieczenia papierem woskowanym i włóż do zamrażarki. Wyłóż blachę do pieczenia folią aluminiową.

dwa. W dolnej połowie podwójnego bojlera lub średniego rondla zagotuj 2 cale wody. Umieść wiórki czekoladowe w górnej połowie podwójnego bojlera lub w misce, która przylega ciasno nad rondelkiem. Pozostaw czekoladę, aż zmięknie, około 5 minut. Mieszaj, aż będzie gładka. Zeskrob stopioną czekoladę na arkusz wyłożony folią. Rozłóż czekoladę równomiernie i cienko na folii. Schłodź w lodówce do twardości, około 1 godziny.

3. Gdy czekolada stwardnieje, zdejmij folię z patelni i rozbij arkusz czekolady na 1/2-calowe płatki szpatułką lub palcami. Rozłóż płatki na blasze do pieczenia.

Cztery. Wyjmij zimną patelnię z zamrażarki. Zanurz dużą gałkę lodów w lodach waniliowych, wypełniając je do połowy. Zanurz kulkę w lodach czekoladowych, całkowicie ją wypełniając. Trzymając lody w kuli, zrób otwór w środku i włóż jedną z wiśni i kilka migdałów. Na nadzienie ułóż lody. Upuść łyżkę lodów na płatki czekoladowe i szybko zwiń lody, dociskając czekoladę do powierzchni. Za pomocą metalowej szpatułki przenieś lody w polewie na zimną patelnię. Włóż patelnię do zamrażarki.

5.W ten sam sposób zrób jeszcze 5 trufli lodowych. Przykryj trufle i patelnię folią przed włożeniem patelni do zamrażarki. Zamrozić co najmniej 1 godzinę lub do 24 godzin przed podaniem.

Kubki z kremem migdałowym

Ciastko Tortoni

Na 8 porcji

Kiedy dorastałem, był to standardowy deser włoskiej restauracji, trochę jak tiramisu przez ostatnie 15 lat. Chociaż może być staromodny, nadal jest pyszny i łatwy do wykonania.

Aby uzyskać bardziej wyszukany deser, przelej mieszankę do szklanek do parfait lub kokilek. Wiśnie maraschino dodają koloru, ale możesz je pominąć, jeśli wolisz.

2 szklanki zimnej ubijania lub gęstej śmietany

1 1/2 szklanki cukru pudru

2 łyżeczki czystego ekstraktu waniliowego

1/2 łyżeczki ekstraktu z migdałów

2 białka jaj w temperaturze pokojowej

Szczypta soli

8 wiśni maraschino, odsączonych i posiekanych (opcjonalnie)

2 łyżki drobno posiekanych prażonych migdałów

12 do 16 importowanych włoskich ciasteczek amaretti, drobno pokruszonych (około 1 szklanki okruchów)

1.Co najmniej 20 minut przed ubijaniem śmietany umieść dużą miskę i ubijaki miksera elektrycznego w lodówce. Wyłóż formę do muffinek 8 plisowanymi papierowymi lub foliowymi wkładkami do babeczek.

dwa. Wyjmij miskę i trzepaczki z lodówki. Wlej śmietankę, cukier i ekstrakty do miski i ubij mieszankę na wysokich obrotach, aż delikatnie utrzyma swój kształt, gdy ubijaki zostaną podniesione, około 4 minut. Wstaw bitą śmietanę do lodówki.

3.W dużej czystej misce z czystymi trzepaczkami ubij białka z solą na niskich obrotach, aż będą się pieniły. Stopniowo zwiększaj prędkość i ubijaj, aż białka będą miały miękkie szczyty, gdy nabijaki są podniesione. Za pomocą elastycznej szpatułki delikatnie złóż białka z ubitej śmietany.

Cztery. Zarezerwuj 2 łyżki okruchów amaretti. Wymieszaj pozostałe okruchy, wiśnie i migdały do kremowej masy. Wlać

do przygotowanych foremek na babeczki. Posyp
zachowanymi okruchami amaretti.

5.Przykryj folią i zamrażaj co najmniej 4 godziny lub do nocy.
Wyjmij z lodówki 15 minut przed podaniem.

pomarańczowa pianka

Piana z Arancia

Na 6 porcji

Spumone pochodzi od spuma, co oznacza „piankę". Ma bardziej kremową konsystencję niż zwykłe lody, ponieważ żółtka są gotowane z gorącym syropem cukrowym, aby uzyskać gęsty krem. Choć bogaty w żółtka, jest lekki i przewiewny dzięki piance jajecznej i bitej śmietanie.

3 pomarańcze w pępku

1 szklanka wody

3 1/4 szklanki cukru

6 dużych żółtek

1 szklanka zimnej ubijania lub gęstej śmietany

1. Zetrzyj skórkę z pomarańczy i wyciśnij sok. (Powinny być 3 łyżki skórki i 2/3 szklanki soku.)

dwa.W średnim rondlu wymieszać wodę i cukier. Zagotuj na średnim ogniu, a następnie gotuj, od czasu do czasu mieszając, aż cukier się rozpuści.

3.W dużej misce żaroodpornej ubić żółtka, aż się połączą. Cienkim strumieniem powoli dodawać gorący syrop cukrowy, cały czas ubijając. Wlać mieszaninę do rondla i gotować na małym ogniu, mieszając drewnianą łyżką, aż lekko zgęstnieje, a mieszanina lekko pokryje łyżkę.

Cztery. Wlej miksturę przez drobne sitko do miski. Dodaj sok i skórkę z pomarańczy. Ostudź, przykryj i wstaw do lodówki, aż ostygnie, co najmniej 1 godzinę. Włóż do lodówki dużą miskę i ubijaki miksera elektrycznego.

5.Tuż przed podaniem wyjmij miskę i miksery z lodówki. Wlej śmietankę do miski i ubijaj śmietankę na wysokich obrotach, aż delikatnie utrzyma swój kształt po podniesieniu ubijaków, około 4 minut. Za pomocą elastycznej szpatułki delikatnie włóż krem do pomarańczowej masy.

6.Zamroź w zamrażarce do lodów zgodnie z instrukcją producenta. Zapakuj do pojemnika, przykryj i zamroź. Podawać w ciągu 24 godzin.

migdałowy semifreddo

Semifreddo alle Mandorle

Na 8 porcji

Semifreddo oznacza „pół zimno". Ten deser otrzymał swoją nazwę, ponieważ chociaż jest zamrożony, jego konsystencja pozostaje gładka i kremowa. Łatwo się topi, więc trzymaj wszystko bardzo zimne podczas przygotowywania.ostry sos krówkowyTo dobry akompaniament.

31/4 szklanki zimnej, ciężkiej lub bitej śmietany

1 łyżeczka czystego ekstraktu waniliowego

31/4 szklanki cukru

11/4 szklanki wody

4 duże jajka w temperaturze pokojowej

6 ciasteczek amaretti, drobno pokruszonych

2 łyżki drobno posiekanych prażonych migdałów

2 łyżki pokrojonych migdałów

1. Wyłóż metalową patelnię bochenek o wymiarach 9 × 5 × 3 cali plastikową folią, pozostawiając 2-calowy zwis na końcach. Schłodź patelnię w zamrażarce. Co najmniej 20 minut przed ubijaniem śmietany umieść dużą miskę i ubijaki miksera elektrycznego w lodówce.

dwa. Po przygotowaniu wyjmij miskę i ubijaki z lodówki. Wlej śmietanę i wanilię do miski i ubij śmietankę na wysokich obrotach, aż po podniesieniu ubijaków delikatnie utrzyma swój kształt, około 4 minut. Włóż miskę do lodówki.

3. W małym rondelku wymieszać cukier i wodę. Zagotuj na średnim ogniu, a następnie gotuj, mieszając od czasu do czasu, aż cukier całkowicie się rozpuści, około 2 minut.

Cztery. W dużej misce ubić jajka mikserem na średnich obrotach do uzyskania piany, około 1 minuty. Rozgrzany syrop cukrowy powoli wbij do jajek cienkim strumieniem. Kontynuuj ubijanie, aż mieszanina będzie bardzo lekka i puszysta oraz będzie chłodna w dotyku, przez 8 do 10 minut.

5. Za pomocą elastycznej szpatułki delikatnie wbij ubitą śmietanę do masy jajecznej. Delikatnie wymieszaj okruchy ciasteczek i posiekane migdały.

6. Wlej mieszaninę do przygotowanej patelni. Przykryj szczelnie folią i zamroź na 4 godziny do nocy.

7. Rozwiń patelnię. Odwróć talerz do serwowania na wierzchu patelni. Trzymając razem talerz i patelnię, odwróć je. Podnieś patelnię i ostrożnie zdejmij plastikową folię. Posyp pokrojonymi migdałami.

8. Pokrój w plasterki i od razu podawaj.

Florentyńskie ciasto z mrożoną kopułą

Cukinia

Na 8 porcji

Zainspirowany kopułą pięknej Duomo, katedry w sercu Florencji, ten oszałamiający deser jest dość łatwy do zrobienia, po części dlatego, że wykorzystuje przygotowane ciasto.

1 (12 uncji) biszkoptu

2 łyżki rumu.

2 łyżki likieru pomarańczowego

Pożywny

1 pół litra ciężkiej lub ciężkiej śmietany

1/4 szklanki cukru pudru, plus więcej do dekoracji

1 łyżeczka czystego ekstraktu waniliowego

4 uncje półsłodkiej czekolady, drobno posiekanej

2 łyżki pokrojonych migdałów, podprażonych i schłodzonych

świeże jagody (opcjonalnie)

1.Co najmniej 20 minut przed ubijaniem śmietany umieść dużą miskę i ubijaki miksera elektrycznego w lodówce. Wyłóż 2-litrową okrągłą miskę lub patelnię folią. Pokrój ciasto na plasterki o grubości nie większej niż 1/4 cala. Pokrój każdy plasterek na pół po przekątnej, tworząc dwa trójkątne kawałki i umieść je wszystkie na półmisku.

dwa.W małej misce połącz rum i likier i posyp ciasto. Umieść tyle kawałków ciasta, ile potrzebujesz obok siebie, skierowaną w dół, w misce, aby utworzyć warstwę. Wyłóż pozostałą wewnętrzną powierzchnię miski pozostałym ciastem, pocinając kawałki tak, aby pasowały do potrzeby. Wypełnij luki kawałkami ciasta. Pozostałe ciasto zarezerwuj na wierzch.

3.Przygotuj nadzienie: Wyjmij miskę i miksery z lodówki. Wlej śmietankę do miski. Dodaj cukier puder i wanilię. Ubijaj na wysokich obrotach, aż śmietana gładko utrzyma swój kształt, gdy ubijaki są uniesione, około 4 minut. Delikatnie wmieszaj czekoladę i migdały.

Cztery. Wlej śmietankę na patelnię, uważając, aby nie poruszyć ciasta. Ułóż pozostałe plasterki ciasta w jednej warstwie na wierzchu. Przykryj szczelnie folią i zamroź patelnię od 4 godzin do nocy.

5. Aby podać, zdejmij plastikową folię i odwróć talerz do serwowania na misce. Trzymając razem talerz i miskę, odwróć je do góry nogami. Podnieś miskę. Zdejmij folię i posyp cukrem pudrem. Ułóż jagody wokół ciasta. Pokroić na kawałki do podania.

Sos mascarpone z miodem

Sos mascarpone

Robi 2 filiżanki

Podawaj na świeżych jagodach lub wCiasto Orzechowe Marsala.

1 1/2 szklanki mascarpone

3 łyżki miodu

1 1/2 łyżeczki skórki z cytryny

1 szklanka zimnej ciężkiej śmietany, ubitej

W dużej misce ubij mascarpone, miód i skórkę z cytryny na gładką konsystencję. Dodaj bitą śmietanę. Natychmiast podawaj.

Świeży świeży sos

Salsina di Fragole

Sprawia, że 1½ filiżanki

W ten sposób można również przygotować maliny. Jeśli używasz malin, odcedź sos, aby usunąć nasiona.

pół litra świeżych truskawek, opłukanych i obranych

3 łyżki cukru lub do smaku

11/4 szklanki świeżego soku pomarańczowego

2 łyżki likieru pomarańczowego, cassis lub lekkiego rumu

W robocie kuchennym lub blenderze połącz wszystkie składniki. Puree do uzyskania gładkości. Podawać lub przenosić do hermetycznego pojemnika i przechowywać w lodówce do 24 godzin.

Ciepły sos z czerwonych owoców

Sos Calda di Frutti di Bosco

Robi około 2 1/2 filiżanek

Ten sos doskonale nadaje się do lodów cytrynowych, mascarpone, cynamonu lub „śmietanki" lub zwykłego ciasta.

4 szklanki świeżych mieszanych jagód, takich jak jagody, truskawki, maliny i jeżyny

1 1/4 szklanki wody

1 1/4 szklanki cukru lub więcej

1. Jagody opłucz i usuń skórkę lub szypułki. Truskawki pokrój na połówki lub ćwiartki, jeśli są duże.

dwa. W średnim rondlu wymieszać jagody, wodę i cukier. Zagotuj na średnim ogniu. Gotuj, od czasu do czasu mieszając, aż jagody zmiękną, a soki lekko zgęstnieją, około 5 minut. W razie potrzeby spróbuj i dodaj więcej cukru. Zdjąć z ognia i lekko ostudzić. Podawać lub przenosić do hermetycznego pojemnika i przechowywać w lodówce do 24 godzin.

Sos malinowy przez cały rok

Sos Lampone

Robi około 2 filiżanek

Nawet gdy owoce nie są w sezonie, nadal możesz zrobić pyszny sos o świeżym smaku. Smak i kolor malin szczególnie dobrze komponują się z deserami i ciastami o smaku migdałowym i czekoladowym. Aby uzyskać prosty, ale piękny deser, polej tym sosem i kilkoma świeżymi jagodami cienkie plasterki melona.

Sos może być również przyrządzony z mrożonymi jagodami lub truskawkami lub kombinacją jagód. Jeśli nie możesz znaleźć jagód w syropie, użyj niesłodzonych owoców i dodaj cukier do smaku.

2 opakowania (10 uncji) mrożonych malin w syropie, częściowo rozmrożonych

1 łyżeczka skrobi kukurydzianej wymieszana z 2 łyżkami wody

Około 1 łyżeczki świeżego soku z cytryny

1. Przełóż jagody przez maszynkę do żywności wyposażoną w drobne ostrze lub przecier w robocie kuchennym i przeciśnij przez sitko o drobnych oczkach.

dwa. Zagotuj puree w małym rondlu. Dodaj mieszankę skrobi kukurydzianej i gotuj, często mieszając, aż lekko zgęstnieje, około 1 minuty. Dodaj sok z cytryny. Niech ostygnie lekko. Podawać lub przenosić do hermetycznego pojemnika i przechowywać w lodówce do 3 dni.

ostry sos krówkowy

Sos Calda z Cioccolato

Robi około 1 1/2 filiżanek

Espresso wzmacnia czekoladowy smak tego pysznego sosu, ale jeśli wolisz, możesz go pominąć. Podawać z lodami, semifreddo lub zwykłymi ciastami; Pasuje do szerokiej gamy deserów.

8 uncji gorzkiej lub półsłodkiej czekolady, posiekanej

1 szklanka gęstej śmietany

Umieść czekoladę i śmietankę na garnku z wrzącą wodą na podwójnym bojlerze lub żaroodpornym pojemniku. Odstawić, aż czekolada zmięknie. Mieszaj, aż będzie gładka. Podawaj na ciepło lub przełóż do szczelnego pojemnika i przechowuj w lodówce do 3 dni. Delikatnie podgrzej.

Ciepły sos mokka: Do czekolady dodaj 1 łyżeczkę proszku espresso instant.

koci język

Savoiardi

robi 4 tuziny

Te chrupiące, lekkie ciasteczka, zwane Savoiardi, zostały nazwane na cześć królewskiego domu Savoy, który rządził regionem Piemontu od XV wieku i całymi Włochami od 1861 roku do II wojny światowej. Są idealnym herbatnikiem do herbaty i świetnie komponują się z lodami lub owocami, ale można je również stosować w złożonych deserach, takich jak tiramisu.

Skrobia ziemniaczana służy do przygotowania chrupiących, lekkich herbatników. Skrobię ziemniaczaną można znaleźć w wielu supermarketach lub można ją zastąpić skrobią kukurydzianą.

4 duże jajka w temperaturze pokojowej

dwa/3 szklanki cukru

2 łyżeczki czystego ekstraktu waniliowego

11/2 szklanki mąki uniwersalnej

1/4 szklanki mąki ziemniaczanej

Szczypta soli

1.Rozgrzej piekarnik do 400 ° F. Smaruj i mąkę 3 duże blachy do pieczenia.

dwa. Oddziel jajka. W dużej misce, używając miksera elektrycznego na średnich obrotach, ubij żółtka z 1/3 szklanki cukru i wanilią na gęstą i jasnożółtą masę, przez około 7 minut.

3.W dużej czystej misce z czystymi trzepaczkami ubij białka ze szczyptą soli na niskich obrotach, aż będą się pieniły. Zwiększ prędkość do wysokiej i stopniowo dodawaj pozostałą 1/3 szklanki cukru. Ubijaj, aż białka jajek będą miały miękkie szczyty, gdy ubijaki zostaną podniesione, około 5 minut.

Cztery. Za pomocą gumowej szpatułki złóż około 1/3 białek jajek w żółtka, aby je oczyścić. Stopniowo dodawaj pozostałe białka jajek.

5.Mąkę i skrobię przełożyć do małego sitka o drobnych oczkach. Wstrząsnąć sitkiem nad jajkami i delikatnie, ale ostrożnie dodać suche składniki.

6.Umieść ciasto w dużej torbie do szprycowania wyposażonej w końcówkę 1/2 cala lub w wytrzymałej plastikowej torbie z odciętym jednym rogiem. (Nie napełniaj worka więcej niż do połowy.) Ułóż ciasto na blasze do pieczenia, formując kłody o wymiarach 3 × 1 cal w odległości około 1 cala.

7.Przygotuj kilka stojaków do chłodzenia drutu. Piecz ciasteczka 10 do 12 minut lub do uzyskania złotego koloru i jędrności po lekkim dotknięciu środka.

8.Przenieś blachy do pieczenia na stojaki chłodzące. Ciasteczka schłodzić 2 minuty na blasze do pieczenia, następnie przełożyć na ruszty, aby całkowicie ostygły. Przechowywać w hermetycznym pojemniku w temperaturze pokojowej do 2 tygodni.

Krakersy z kaszy manny

Canestrelli

Służy 36

Canistrelli oznacza „małe kosze". Chrupiące i maślane, te liguryjskie herbatniki są wykonane z kaszy manny, która nadaje im kremowy kolor i lekko ziarnistą konsystencję.

Kasza manna to jasnozłota, twarda pszenica durum, która została zmielona na strukturę podobną do piasku. Kasza manna może być cienka lub gruba. Dobra kasza manna jest często oznaczana jako mąka z kaszy manny lub mąka makaronowa. Często używa się go do wypieku chleba, zwłaszcza na Sycylii, oraz niektórych rodzajów makaronów i gnocchi, takich jakRzymskie gnocchi z kaszy manny. Grys można kupić w wielu supermarketach, sklepach ze zdrową żywnością i na rynkach etnicznych lub wdostawy wysyłkowe.

12/3 szklanki mąki uniwersalnej

11/2 szklanki drobnego kaszy

11/2 łyżeczki soli

1 szklanka (2 paluszki) niesolonego masła w temperaturze pokojowej

11/2 szklanki cukru pudru

1 duże jajko

1.W dużej misce przesiej mąkę, kaszę mannę i sól.

dwa.W dużej misce z mikserem elektrycznym ubijaj masło na średnich obrotach, aż będzie jasne i puszyste, około 2 minut. Dodaj cukier i ubijaj, aż dobrze się połączą, jeszcze około 1 minuty. Ubijaj jajko, aż się zmiksuje.

3.Dodaj suche składniki i mieszaj na niskich obrotach, aż się połączą. (Nie przesadzaj.) Zbierz ciasto w kulkę i zawiń w folię. Wstaw do lodówki na 1 godzinę do nocy.

Cztery. Rozgrzej piekarnik do 350 ° F. Nasmaruj 2 duże blachy do pieczenia.

5.Na lekko posypanej mąką powierzchni, za pomocą wałka do ciasta, rozwałkuj ciasto w 9-calowe koło o grubości około 1/4 cala. Za pomocą foremki do ciastek lub ciastek pokrój ciasto na 2-calowe koła. Ułóż na przygotowanych blachach do pieczenia w odległości około 1 cala.

6.Przygotuj 2 druciane stojaki chłodzące. Piecz przez 13 minut lub do momentu, gdy ciasteczka będą lekko złociste na brzegach.

7.Przenieś blachy do pieczenia na stojaki chłodzące. Ciasteczka pozostawić do ostygnięcia przez 5 minut na blasze do pieczenia, a następnie przełożyć na ruszty, aby całkowicie ostygły. Przechowywać w hermetycznym pojemniku do 2 tygodni.

Pierścienie Vin Santo

Ciambelline z Vin Santo

Robi około 4 tuzinów

Vin santo to toskańskie wytrawne wino deserowe. Zwykle służy jako dodatek do maczanych herbatników, ale tutaj jest głównym składnikiem aromatyzującym herbatniki w kształcie pierścienia. Są wykonane z oliwy z oliwek i nie zawierają jajek ani masła. Vin santo nadaje ciastkom subtelny winny smak, a konsystencja jest delikatna i krucha. Przepis podarował mi kucharz z winnicy Selvapiana w Toskanii.

2 1/2 szklanki mąki uniwersalnej

1 1/2 szklanki cukru

1 1/2 szklanki oliwy z oliwek z pierwszego tłoczenia

1 1/2 szklanki wina vin santo

1. Rozgrzej piekarnik do 350 ° F. Przygotuj 2 duże, nienatłuszczone blachy do pieczenia.

dwa.W dużej misce drewnianą łyżką wymieszać mąkę z cukrem. Dodaj olej i wino i mieszaj, aż będzie gładka i dobrze wymieszana. Z ciasta uformować kulę.

3.Ciasto podzielić na 6 części. Pokrój sekcję na 8 kawałków. Rozwiń każdy kawałek między dłońmi w kłodzie o wymiarach 4 × 1/2 cala. Uformuj kłodę w pierścień, ściskając krawędzie, aby je uszczelnić. Powtórz z pozostałym ciastem, umieszczając pierścienie w odległości 1 cala na blasze do pieczenia.

Cztery. Przygotuj 2 druciane stojaki chłodzące. Piecz krążki przez 20 minut lub do uzyskania złotego koloru.

5.Przenieś blachy do pieczenia na stojaki. Ciasteczka pozostawić do ostygnięcia przez 5 minut na blasze do pieczenia, a następnie przełożyć na ruszty, aby całkowicie ostygły. Przechowywać w hermetycznym pojemniku do 2 tygodni.

ciasteczka marsala

Biscotti al Marsala

robi 4 tuziny

Ciepły, słoneczny smak Marsali wzmacnia te sycylijskie ciasteczka. Możesz użyć suchej lub słodkiej Marsali. Pamiętaj, aby podawać je z kieliszkiem tego samego wina. Są podobne do pierścieni Vin Santo po lewej stronie, chociaż ich konsystencja jest lżejsza i bardziej chrupiąca dzięki jajkom i proszkowi do pieczenia oraz są polane cukrem.

21/2 szklanki mąki uniwersalnej

2 łyżeczki proszku do pieczenia

1 łyżeczka soli

1 szklanka cukru

11/2 szklanki suchej lub słodkiej Marsali

2 duże jajka

11/4 szklanki oliwy z oliwek z pierwszego tłoczenia

1 łyżeczka czystego ekstraktu waniliowego

1.Rozgrzej piekarnik do 375° F. Nasmaruj 2 duże blachy do pieczenia.

dwa.W dużej misce przesiej mąkę, proszek do pieczenia i sól. Wlej 1/2 szklanki cukru do jednej małej miski, a 1/4 szklanki Marsali do drugiej.

3.W dużej misce ubij jajka i pozostałe 1/2 szklanki cukru, aż dobrze się połączą. Wymieszaj pozostałe 1/4 szklanki marsali, olej i ekstrakt waniliowy. Drewnianą łyżką dodaj suche składniki. Ugniataj krótko, aż dobrze się wymiesza i uformuj kulkę z ciasta.

Cztery.Ciasto podzielić na 6 części. Pokrój sekcję na 8 kawałków. Rozwiń każdy kawałek między dłońmi w kłodzie o wymiarach 4 × 1/2 cala. Uformuj kłodę w pierścień, ściskając krawędzie, aby je uszczelnić. Powtórz z pozostałym ciastem.

5.Zanurz górną lub dolną część każdego pierścienia najpierw w winie, a następnie w cukrze. Umieść krążki stroną z cukrem do góry iw odstępie jednego cala na przygotowanych blachach do pieczenia. Piecz 18 do 20 minut, aż się zarumienią. Przygotuj 2 druciane stojaki chłodzące.

6. Przenieś blachy do pieczenia na stojaki. Ciasteczka pozostawić do ostygnięcia przez 5 minut na blasze do pieczenia, a następnie przełożyć na ruszty, aby całkowicie ostygły. Przechowywać w hermetycznym pojemniku do 2 tygodni.

ciasteczka z winem sezamowym

Biscotti di Vino

robi 2 tuziny

Lekko słodkie, z pikantną nutą czarnego pieprzu, te neapolitańskie ciasteczka są dobre do przegryzienia kieliszkiem wina i odrobiną sera.

21/2 szklanki mąki uniwersalnej

11/2 szklanki cukru

11/2 łyżeczki proszku do pieczenia

1 łyżeczka soli

1 łyżeczka świeżo zmielonego czarnego pieprzu

11/2 szklanki wytrawnego czerwonego wina

11/2 szklanki oliwy z oliwek

1 białko ubite na pianę

2 łyżki sezamu

1.Rozgrzej piekarnik do 350 ° F. Przygotuj 2 duże, nienatłuszczone blachy do pieczenia.

dwa.W dużej misce wymieszaj mąkę, cukier, proszek do pieczenia, sól i pieprz. Dodaj wino i oliwę z oliwek i mieszaj, aż dobrze się połączą.

3.Z ciasta uformować kulę. Ciasto podzielić na 4 części. Uformuj każdy kawałek w 10-calowy dziennik. Lekko spłaszcz kłody. Posmaruj białkiem jaja i posyp sezamem.

Cztery. Pokrój kłody na kawałki 3/4 cala. Ułóż kawałki w odległości cala na blasze do pieczenia. Piecz przez 25 minut lub aż się lekko zarumienią.

5.Przygotuj 2 duże stojaki chłodzące. Przenieś blachy do pieczenia na stojaki. Ciasteczka pozostawić do ostygnięcia przez 5 minut na blasze do pieczenia, a następnie przełożyć na ruszty, aby całkowicie ostygły. Przechowywać w hermetycznym pojemniku do 2 tygodni.

sezamowe ciasteczka

Biscotti Regina

48 temu

*Sycylijczycy nazywają te ciasteczka regina lub „królową",
ponieważ są bardzo cenione. Chociaż wyglądają dość prosto, ich
smak prażonego sezamu uzależnia. Jedno nieodmiennie prowadzi
do drugiego.*

*Szukaj świeżych, nieobranych nasion sezamu na rynkach
etnicznych i sklepach ze zdrową żywnością. Te ciasteczka zostały
pierwotnie wykonane ze smalcu. Obecnie sycylijscy kucharze
często używają margaryny, ale ja wolę połączenie masła do
smaku i warzywnego tłuszczu do zmiękczania.*

4 szklanki mąki uniwersalnej

1 szklanka cukru

1 łyżka proszku do pieczenia

1 łyżeczka soli

1 1/2 szklanki (1 pałeczka) niesolonego masła w temperaturze pokojowej

1 1/2 szklanki stałego tłuszczu warzywnego

2 duże jajka w temperaturze pokojowej

1 łyżeczka czystego ekstraktu waniliowego

1 łyżeczka skórki z cytryny

2 szklanki nieobranych nasion sezamu

1 1/2 szklanki mleka

1. Rozgrzej piekarnik do 375° F. Posmaruj i posmaruj mąką dwie duże blachy do pieczenia lub wyłóż pergaminem.

dwa. W dużej misce miksera elektrycznego wymieszaj mąkę, cukier, proszek do pieczenia i sól. Na wolnych obrotach dodawaj masło i po trochu skracaj, aż masa będzie przypominała grube okruchy.

3. W średniej misce ubij jajka, wanilię i skórkę z cytryny. Mieszaj jajka z suchymi składnikami, aż będą gładkie i dobrze

wymieszane, około 2 minut. Przykryj ciasto przezroczystą folią i wstaw do lodówki na 1 godzinę.

Cztery. Rozłóż nasiona sezamu na kawałku papieru woskowanego. Wlej mleko do małej miski obok sezamu.

5.Wyjmij ciasto z lodówki. Wyciągnij porcję ciasta wielkości piłki golfowej i uformuj w dziennik o długości 21/2 cala i szerokości 3/4 cala. Zanurz kłodę w mleku, a następnie obtocz ją z sezamem. Połóż dziennik na blasze do pieczenia i lekko spłaszcz ją palcami. Kontynuuj z pozostałym ciastem, umieszczając polana o cal od siebie.

6.Piecz 25 do 30 minut lub do zrumienienia. Przygotuj 2 duże stojaki chłodzące.

7.Przenieś blachy do pieczenia na stojaki. Ciasteczka pozostawić do ostygnięcia przez 5 minut na blasze do pieczenia, a następnie przełożyć na ruszty, aby całkowicie ostygły. Przechowywać w hermetycznym pojemniku do 2 tygodni.

ciasta anyżowe

Biscotti di Anice

robi około 3 tuzinów

Anyż, członek tej samej rodziny roślin co koper włoski, kminek i koperek, jest uważany za środek wspomagający trawienie. W południowych Włoszech nasiona anyżu są używane do aromatyzowania likierów po obiedzie, takich jak Sambuca i anyż, nadając tym ciasteczkom charakterystyczny smak lukrecji. Aby uzyskać wyraźniejszy smak, przed pieczeniem dodaj do ciasta łyżeczkę nasion anyżu.

2 duże jajka w temperaturze pokojowej

1 łyżka likieru anyżowego lub ekstraktu anyżowego

1 1/2 szklanki cukru

1 Mąkę o wszechstronnym przeznaczeniu

2 łyżki mąki kukurydzianej

1 łyżeczka proszku do pieczenia

1. Umieść stojak na środku piekarnika. Rozgrzej piekarnik do 350 ° F. Nasmaruj 9-calową kwadratową formę do pieczenia. Wyłóż spód patelni papierem woskowanym. Papier natłuścić i oprószyć mąką. Strząsnąć nadmiar mąki.

dwa. W dużej misce miksera elektrycznego wymieszaj jajka, likier i cukier. Rozpocznij ubijanie jajek na niskich obrotach, stopniowo zwiększając prędkość do wysokich. Kontynuuj ubijanie jajek, aż będą bardzo lekkie i pieniste, a ich objętość potrojona, około 5 minut.

3. Mąkę, skrobię kukurydzianą i proszek do pieczenia wsyp do sitka o drobnych oczkach. Zakręć sitkiem nad mieszanką jajeczną, stopniowo wprowadzając suche składniki gumową szpatułką. Uważaj, aby nie opróżnić jajek.

Cztery. Zeskrob ciasto na przygotowaną patelnię i wygładź wierzch. Piecz 20 do 25 minut lub do uzyskania jędrności po lekkim dotknięciu środka i na złoty kolor. Przygotuj dużą blachę do pieczenia i duży stojak chłodzący.

5. Wyjmij patelnię z piekarnika, ale pozostaw piekarnik włączony. Przejedź małym nożem wokół krawędzi patelni. Odwróć ciasto na deskę do krojenia.

6. Podnieś temperaturę piekarnika do 375° F. Za pomocą długiego ząbkowanego noża pokrój ciasto na 3-calowe paski. Pokrój każdy pasek w poprzek na plastry o grubości 3/4 cala. Ułóż plastry w jednej warstwie na dużej blasze do pieczenia. Piecz plastry przez 7 minut lub do upieczenia i złocistobrązowego.

7. Wyjmij ciasteczka z piekarnika i przełóż na ruszty do ostygnięcia. Przechowywać w szczelnie zakrytym pojemniku do 2 tygodni.

pierścionki z masłem

Bussolai

Służy 36

Te weneckie ciasteczka są łatwe do zrobienia i są przyjemnością w domu na przekąskę w południe lub gdy przechodzą goście.

1 szklanka cukru

1 1/2 szklanki (1 pałeczka) niesolonego masła w temperaturze pokojowej

3 duże żółtka

1 łyżeczka skórki z cytryny

1 łyżeczka skórki pomarańczowej

1 łyżeczka czystego ekstraktu waniliowego

2 filiżanki mąki uniwersalnej

1 1/2 łyżeczki soli

1 białko ubite na pianę

1.Zarezerwuj 1/3 szklanki cukru.

dwa.W dużej misce miksera elektrycznego ubij masło z pozostałymi 2/3 szklanki cukru na średnich obrotach, aż będzie jasna i puszysta, około 2 minut. Ubijaj żółtka pojedynczo. Dodaj skórkę z cytryny i pomarańczy oraz ekstrakt waniliowy i ubijaj, zeskrobując boki miski, aż będzie gładka, około 2 minut więcej.

3.Wymieszaj mąkę i sól, aż dobrze się połączą. Z ciasta uformować kulę. Zawiń w folię i wstaw do lodówki na 1 godzinę do nocy.

Cztery. Rozgrzej piekarnik do 325° F. Nasmaruj 2 duże blachy do pieczenia. Pokrój ciasto na 6 kawałków. Podziel każdy kawałek ponownie na 6 części. Zwiń każdy kawałek w 4-calową linę, uformuj pierścień i połącz końce, aby uszczelnić. Na przygotowanych blachach do pieczenia rozstaw pierścienie w odległości centymetra. Posmaruj lekko białkiem jaja i posyp 1/3 szklanki cukru.

5.Piecz przez 15 minut lub aż się lekko zarumienią. Przygotuj 2 druciane stojaki chłodzące.

6. Przenieś blachy do pieczenia na stojaki. Ciasteczka pozostawić do ostygnięcia przez 5 minut na blasze do pieczenia, a następnie przełożyć na ruszty, aby całkowicie ostygły. Przechowywać w hermetycznym pojemniku do 2 tygodni.

sęki cytryny

Tarralucci

40 lat temu

Każda włoska piekarnia na Brooklynie w Nowym Jorku robiła te orzeźwiające sycylijskie ciasteczka cytrynowe, kiedy byłam dzieckiem. Lubię podawać je z mrożoną herbatą.

Jeśli jest gorąco i wilgotno, oblodzenie może nie stwardnieć w temperaturze pokojowej. W takim przypadku przechowuj ciasteczka w lodówce.

4 szklanki mąki uniwersalnej

4 łyżeczki proszku do pieczenia

1 szklanka cukru

1 1/2 szklanki stałego tłuszczu warzywnego

3 duże jajka

1 1/2 szklanki mleka

2 łyżki soku z cytryny

2 łyżeczki skórki z cytryny

Tworzenie się lodu

1½ szklanki cukru pudru

1 łyżka świeżo wyciśniętego soku z cytryny

2 łyżeczki skórki z cytryny

mleko

1.Przesiej mąkę i proszek do pieczenia na kawałek papieru
   woskowanego.

dwa.W dużej misce mikserem elektrycznym na średnich
   obrotach ubijaj cukier i masło na jasną i puszystą masę, około
   2 minut. Ubijaj jajka pojedynczo, aż dobrze się połączą. Dodaj
   mleko, sok z cytryny i skórkę. Zeskrob boki miski. Mieszaj
   suche składniki do uzyskania gładkiej konsystencji, około 2
   minut. Przykryj folią i wstaw do lodówki na co najmniej 1
   godzinę.

3.Rozgrzej piekarnik do 350 ° F. Przygotuj 2 duże blachy do
   pieczenia. Ściśnij kawałek ciasta wielkości piłki golfowej.
   Lekko rozwałkuj ciasto na 6-calowy sznur. Zawiąż linę w

węzeł. Umieść węzeł na nienatłuszczonej blasze do pieczenia. Kontynuuj robienie węzłów i umieszczanie ich w odległości około 1 cala na liściach.

Cztery. Piecz ciasteczka przez 12 minut lub do twardości po przyciśnięciu na wierzchu, ale nie przyrumienienia. Przygotuj 2 druciane stojaki chłodzące.

5.Przenieś blachy do pieczenia na stojaki. Ciasteczka pozostawić do ostygnięcia przez 5 minut na blasze do pieczenia, a następnie przełożyć na ruszty, aby całkowicie ostygły.

6.W dużej misce wymieszaj cukier puder, sok z cytryny i skórkę. Dodawaj mleko jednorazowo po 1 łyżeczce i mieszaj, aż mieszanina utworzy cienką warstwę lodu o konsystencji gęstej śmietany.

7.Zanurz wierzchołki ciasteczek w glazurze. Połóż je na ruszcie, aż lukier stwardnieje. Przechowywać w hermetycznych pojemnikach do 3 dni.

pikantne ciasteczka

Bicciolani

Sprawia, że 75

W turyńskich kawiarniach można zamówić barbajadę, czyli połączenie pół kawy i pół gorącej czekolady. Byłby idealny z tymi maślanymi pikantnymi ciasteczkami.

1 szklanka (2 paluszki) niesolonego masła w temperaturze pokojowej

1 szklanka cukru

1 żółtko

2 filiżanki mąki uniwersalnej

1 1/2 łyżeczki soli

1 łyżeczka mielonego cynamonu

1/8 łyżeczek świeżo startej gałki muszkatołowej

1/8 łyżeczek mielonych goździków

1.Rozgrzej piekarnik do 350 ° F. Nasmaruj patelnię do galaretek o wymiarach 15 × 10 × 1 cala.

dwa.W misce wymieszaj mąkę, sól i przyprawy.

3.W dużej misce miksera elektrycznego ubij masło, cukier i żółtko na średnich obrotach na jasną i puszystą masę, około 2 minut. Zmniejsz prędkość i dodaj suche składniki, aż dobrze się połączą, około 2 minut.

Cztery. Ciasto pokruszyć na przygotowaną patelnię. Rękami mocno dociśnij ciasto, aby uformować równą warstwę. Grzbietem widelca wykonuj płytkie rowki na wierzchu ciasta.

5.Piecz 25 do 30 minut lub do lekkiego złocistego koloru. Przenieś patelnię na drucianą podstawkę, aby ostygła. Ostudzić 10 minut. Następnie pokrój ciasto na 2x1-calowe ciasteczka.

6.Pozostawić do całkowitego ostygnięcia na patelni. Przechowywać w temperaturze pokojowej w hermetycznym pojemniku do 2 tygodni.

ciasteczka waflowe

pizze

robi około 2 tuziny

Wiele rodzin w środkowych i południowych Włoszech jest dumnych ze swoich arkuszy pizzelle, pięknie wykonanych kształtów, które są tradycyjnie używane do wyrobu tych pięknych wafli. Na niektórych talerzach wygrawerowane są inicjały pierwotnego właściciela, a na innych sylwetki, np. para wznosząca toast lampką wina. Kiedyś były typowym prezentem ślubnym.

Chociaż urocze, te staromodne żelazka są ciężkie i nieporęczne na dzisiejszych płytach kuchennych. Elektryczna prasa do pizzy, podobna do gofrownicy, szybko i wydajnie zbiera te ciasteczka.

Świeżo przyrządzone pizzle są elastyczne i można je uformować w stożek, rurkę lub filiżankę. Mogą być wypełnione bitą śmietaną, lodami, kremem cannoli lub owocami. Ostygną i chrupiące w mgnieniu oka, więc pracuj szybko i ostrożnie, aby je ukształtować. Oczywiście są to również dobre plany.

13/4 szklanki niebielonej mąki uniwersalnej

1 łyżeczka proszku do pieczenia

Szczypta soli

3 duże jajka

dwa/3 szklanki cukru

1 łyżka czystego ekstraktu waniliowego

1 patyczek (1/2 szklanki) niesolonego masła, roztopionego i ostudzonego

1.Rozgrzej urządzenie do pizzy zgodnie z instrukcjami producenta. W misce wymieszaj mąkę, proszek do pieczenia i sól.

dwa.W dużej misce ubij jajka, cukier i wanilię mikserem elektrycznym na średnich obrotach, aż będą gęste i lekkie, około 4 minut. Wymieszaj masło. Mieszaj suche składniki, aż się połączą, około 1 minuty.

3.Nałóż około 1 łyżkę ciasta na środek każdej patelni do pizzy. (Dokładna ilość będzie zależeć od projektu formy.) Zamknij pokrywkę i piecz, aż się lekko zarumienią. Zależy to od producenta i czasu podgrzewania formy. Sprawdź dokładnie po 30 sekundach.

Cztery. Gdy pizze zarumienią się na złoty kolor, usuń je z patelni drewnianą lub plastikową szpatułką. Ostudzić na ruszcie. Lub, aby zrobić filiżanki do ciastek, złóż każdy pizzelle w krzywiznę szerokiej filiżanki do kawy lub deseru. Aby zrobić muszle cannoli, uformuj je wokół rurek cannoli lub drewnianego kołka.

5.Gdy pizzelle są chłodne i chrupiące, przechowuj je w hermetycznym pojemniku, aż będą gotowe do użycia. Trwają one kilka tygodni.

Zmiana: Anyż: Zastąp wanilię 1 łyżką ekstraktu z anyżu i 1 łyżką nasion anyżu. Pomarańcza lub Cytryna: Dodaj 1 łyżkę startej skórki z pomarańczy lub cytryny do masy jajecznej. Rum lub Migdały – Dodaj 1 łyżkę stołową rumu lub ekstraktu z migdałów zamiast wanilii. Orzech: Dodaj 1/4 szklanki orzechów włoskich zmielonych na bardzo drobny proszek wraz z mąką.

słodkie ravioli

Dolci Ravioli

robi 2 tuziny

Dżem wypełnia te chrupiące ravioli deserowe. Każdy smak nada się, o ile ma gęstą konsystencję, dzięki czemu pozostaje na swoim miejscu i nie wycieka z ciasta podczas pieczenia. Był to jeden z ulubionych przepisów mojego ojca, który udoskonalił go na podstawie wspomnień o ciastkach, które robiła jego matka.

13/4 szklanki mąki uniwersalnej

11/2 szklanki skrobi ziemniaczanej lub kukurydzianej

11/2 łyżeczki soli

11/2 szklanki (1 pałeczka) niesolonego masła w temperaturze pokojowej

11/2 szklanki cukru

1 duże jajko

2 łyżki rumu lub brandy

1 łyżeczka skórki z cytryny

1 łyżeczka czystego ekstraktu waniliowego

1 szklanka gęstego dżemu wiśniowego, malinowego lub morelowego

1.W dużej misce przesiej mąkę, skrobię i sól.

dwa.W dużej misce z mikserem elektrycznym ubijaj masło z cukrem na jasną i puszystą masę przez około 2 minuty. Ubić jajko, rum, skórkę i wanilię. Na niskich obrotach dodaj suche składniki.

3.Podziel ciasto na pół. Z każdej połówki uformuj dysk. Zawiń każdy osobno w folię i wstaw do lodówki na 1 godzinę do nocy.

Cztery. Rozgrzej piekarnik do 350 ° F. Nasmaruj 2 duże blachy do pieczenia.

5.Rozwałkuj ciasto do grubości 1/8 cala. Za pomocą krajalnicy lub żłobkowanego ciasta pokrój ciasto na 2-calowe kwadraty. Rozłóż kwadraty w odległości około 1 cala na przygotowanych blachach do pieczenia. Nałóż 1/2 łyżeczki dżemu na środek każdego kwadratu. (Nie używaj więcej dżemu, bo nadzienie wyleje się podczas pieczenia.)

6. Rozwałkuj pozostałe ciasto do grubości 1/8 cala. Pokrój ciasto na 2-calowe kwadraty.

7. Przykryj dżem kwadratami ciasta. Dociśnij krawędzie widelcem, aby uszczelnić nadzienie.

8. Piecz 16 do 18 minut, aż się lekko zarumienią. Przygotuj 2 druciane stojaki chłodzące.

9. Przenieś blachy do pieczenia na stojaki. Ciasteczka pozostawić do ostygnięcia przez 5 minut na blasze do pieczenia, a następnie przełożyć na ruszty, aby całkowicie ostygły. Posyp cukrem pudrem. Przechowywać w hermetycznym pojemniku do 1 tygodnia.

„Brzydkie, ale dobre" ciasteczka

Brutti ma Buoni

robi 2 tuziny

„Brzydkie, ale dobre" to znaczenie nazwy tych piemonckich ciasteczek. Nazwa jest tylko w połowie prawdziwa: ciasteczka nie są brzydkie, ale są dobre. Technika ich wykonania jest niezwykła. Ciasto na ciastka gotuje się w rondlu przed pieczeniem.

3 duże białka jaj w temperaturze pokojowej

Szczypta soli

11⁄2 szklanki cukru

1 szklanka niesłodzonego kakao w proszku

11⁄4 szklanki orzechów laskowych, prażonych, obranych i grubo posiekanych (patrzJak upiec i obrać orzechy włoskie)

1.Rozgrzej piekarnik do 300 ° F. Nasmaruj 2 duże blachy do pieczenia.

dwa.W dużej misce mikserem elektrycznym na średnich obrotach ubić białka i sól do uzyskania piany. Zwiększ prędkość do wysokiej i stopniowo dodawaj cukier. Ubijaj, aż uformują się miękkie szczyty, gdy ubijaki są podniesione.

3.Przy niskiej prędkości dodaj kakao. Dodaj orzechy laskowe.

Cztery. Wlej miksturę do dużego, ciężkiego rondla. Gotuj na średnim ogniu, cały czas mieszając drewnianą łyżką, aż masa będzie błyszcząca i gładka, około 5 minut. Uważaj, aby się nie palił.

5.Gorące ciasto natychmiast wrzucić łyżkami stołowymi na przygotowane blachy do pieczenia. Piecz przez 30 minut lub do momentu, aż wierzch będzie twardy i lekko popękany.

6.Gdy ciasteczka są jeszcze gorące, przenieś na ruszt do ostygnięcia za pomocą metalowej szpatułki o cienkim ostrzu. Przechowywać w hermetycznym pojemniku do 2 tygodni.

miejsca z dżemem

Biscotti di Marmellata

40 lat temu

Czekolada, orzechy i dżem to zwycięska kombinacja w tych smacznych ciasteczkach. Zawsze są hitem na świątecznych tacach z ciastkami.

3/4 szklanki (11/2 paluszki) niesolonego masła, w temperaturze pokojowej

11/2 szklanki cukru

11/2 łyżeczki soli

3 uncje słodko-gorzkiej czekolady, roztopionej i schłodzonej

2 filiżanki mąki uniwersalnej

31/4 szklanki drobno posiekanych migdałów

11/2 szklanki grubego dżemu malinowego bez pestek

1.Rozgrzej piekarnik do 350 ° F. Nasmaruj 2 duże blachy do pieczenia.

dwa.W dużej misce mikserem elektrycznym na średnich obrotach ubijaj masło, cukier i sól do uzyskania lekkiej i puszystej konsystencji, około 2 minut. Dodaj rozpuszczoną czekoladę i ubijaj, aż dobrze się połączy, zeskrobując boki miski. Wymieszaj mąkę, aż będzie gładka.

3.Umieść orzechy w płytkiej misce. Uformuj ciasto w 1-calowe kulki. Wbij kulki w orzechy włoskie, lekko dociskając, aby się przykleiły. Umieść kulki w odległości około 11/2 cala na przygotowanych blachach do pieczenia.

Cztery. Końcówką drewnianej łyżki z rękojeścią zrób głęboki otwór w każdej kulce ciasta, formując ciasto wokół rączki, aby zachować okrągły kształt. Na każde ciasteczko nałóż około 1/4 łyżeczki dżemu. (Nie dodawaj więcej dżemu, ponieważ podczas pieczenia ciasteczek może się roztopić i kapać.)

5.Piecz ciasteczka przez 18 do 20 minut, aż dżem zacznie bulgotać, a ciasteczka lekko się zrumienią. Przygotuj 2 druciane stojaki chłodzące.

6. Przenieś blachy do pieczenia na stojaki. Ciasteczka pozostawić do ostygnięcia przez 5 minut na blasze do pieczenia, a następnie przełożyć na ruszty, aby całkowicie ostygły. Przechowywać w hermetycznym pojemniku do 2 tygodni.

Biscotti orzechowe i podwójna czekolada

Biscotti al Cioccolato

robi 4 tuziny

Te bogate biscotti mają w cieście czekoladę, zarówno rozpuszczoną, jak i gruboziarnistą. Nigdy nie widziałem ich we Włoszech, ale są podobne do tego, co próbowałem tutaj w kawiarniach.

21/2 szklanki mąki uniwersalnej

2 łyżeczki proszku do pieczenia

11/2 łyżeczki soli

3 duże jajka w temperaturze pokojowej

1 szklanka cukru

1 łyżeczka czystego ekstraktu waniliowego

6 uncji gorzkiej czekolady, roztopionej i schłodzonej

6 łyżek (1/2 pałeczek plus 2 łyżki stołowe) masła niesolonego, roztopionego i schłodzonego

1 szklanka grubo posiekanych orzechów włoskich

1 szklanka kawałków czekolady

1.Umieść stojak na środku piekarnika. Rozgrzej piekarnik do 300 ° F. Smaruj i mąkę 2 duże blachy do pieczenia.

dwa.W dużej misce przesiej mąkę, proszek do pieczenia i sól.

3.W dużej misce mikserem elektrycznym na średnich obrotach ubijaj jajka, cukier i wanilię na pianę i lekko, około 2 minut. Wymieszaj czekoladę i masło, aż się połączą. Dodaj mieszankę mąki i mieszaj, aż będzie gładka, jeszcze około 1 minuty. Dodaj orzechy i chipsy czekoladowe.

Cztery. Podziel ciasto na pół. Zwilżonymi rękami uformuj każdy kawałek w kłodę o wymiarach 12 × 3 cali na przygotowanej blasze do pieczenia. Piec 35 minut lub do momentu, gdy kłody będą twarde po naciśnięciu na środek. Wyjmij patelnię z piekarnika, ale nie wyłączaj ognia. Ostudzić 10 minut.

5.Wsuń kłody na deskę do krojenia. Pokrój kłody na plastry o grubości 1/2 cala. Ułóż plastry na blasze do pieczenia. Piecz przez 10 minut lub aż ciasteczka lekko się podpieczą.

6. Przygotuj 2 duże stojaki chłodzące. Przenieś blachy do pieczenia na stojaki. Ciasteczka pozostawić do ostygnięcia przez 5 minut na blasze do pieczenia, a następnie przełożyć na ruszty, aby całkowicie ostygły. Przechowywać w hermetycznym pojemniku do 2 tygodni.

Czekoladowe pocałunki

Baci di Cioccolato

robi 3 tuziny

Czekoladowe i waniliowe „pocałunki" są ulubionym miejscem w Weronie, ojczyźnie Romea i Julii, gdzie powstają w różnych kombinacjach.

12/3 szklanki mąki uniwersalnej

1/3 szklanki niesłodzonego holenderskiego kakao w proszku, przesianego

11/4 łyżeczki soli

1 szklanka (2 paluszki) niesolonego masła w temperaturze pokojowej

11/2 szklanki cukru pudru

1 łyżeczka czystego ekstraktu waniliowego

1/2 szklanki drobno posiekanych prażonych migdałów (patrzJak upiec i obrać orzechy włoskie)

Pożywny

2 uncje półsłodkiej lub słodko-gorzkiej czekolady, posiekanej

2 łyżki niesolonego masła

1/3 szklanki migdałów, prażonych i drobno posiekanych

1.W dużej misce przesiej mąkę, kakao i sól.

dwa.W dużej misce mikserem elektrycznym na średnich obrotach ubijaj masło z cukrem na jasną i puszystą masę, około 2 minut. Dodaj wanilię. Wymieszaj suche składniki i migdały, aż się zmieszają, około 1 minuty dłużej. Przykryj plastikiem i schłódź w lodówce 1 godzinę do nocy.

3.Rozgrzej piekarnik do 350 ° F. Przygotuj 2 nienatłuszczone blachy do pieczenia. Rozwałkuj łyżeczki ciasta w kulki o średnicy 3/4 cala. Rozstaw kulki o cal na blasze do pieczenia. Palcami dociśnij kulki, aby je nieco spłaszczyć. Piecz ciasteczka, aż staną się jędrne, ale nie zbrązowione, przez 10 do 12 minut. Przygotuj 2 duże stojaki chłodzące.

Cztery. Przenieś blachy do pieczenia na stojaki. Ciasteczka pozostawić do ostygnięcia przez 5 minut na blasze do pieczenia, a następnie przełożyć na ruszty, aby całkowicie ostygły.

5.Doprowadź około 2 cale wody do wrzenia w dolnej połowie podwójnego bojlera lub małego rondla. Umieść czekoladę i masło w górnej połowie bemaru lub w małej żaroodpornej misce, która wygodnie mieści się na rondlu. Umieść pojemnik nad wrzącą wodą. Odstawiamy bez przykrycia, aż czekolada zmięknie. Mieszaj, aż będzie gładka. Dodaj migdały.

6.Rozprowadź niewielką ilość mieszanki na dno ciastka. Umieść drugie ciasteczko dolną stroną do dołu na wierzchu nadzienia i lekko dociśnij. Ułóż ciasteczka na ruszcie, aż nadzienie się zbierze. Powtórz z resztą ciasteczek i nadzieniem. Przechowywać w hermetycznym pojemniku w lodówce do 1 tygodnia.

Bez Pieczenia Czekoladowego Salami

Salami Cioccolato

Robi 32 ciasteczka

Specjalnością Piemontu są chrupiące plastry czekoladowo-orzechowe bez pieczenia. Inne ciasteczka można zastąpić amaretti, jeśli wolisz, takie jak wafle waniliowe lub czekoladowe, krakersy grahamowe lub ciasteczka maślane. Najlepiej zrobić je z kilkudniowym wyprzedzeniem, aby smaki się połączyły. Jeśli wolisz nie używać likieru, zamiast tego zastąp łyżką soku pomarańczowego.

18 ciasteczek amaretti

1/3 szklanki cukru

11/2 szklanki niesłodzonego kakao w proszku

11/2 szklanki (1 laska) niesolonego masła, zmiękczonego

1 łyżka grappy lub rumu

1/3 szklanki posiekanych orzechów włoskich

1.Umieść ciasteczka w plastikowej torbie. Zmiażdż ciasteczka wałkiem do ciasta lub ciężkim przedmiotem. Powinno być około 3/4 szklanki okruchów.

dwa.Włóż okruchy do dużej miski. Drewnianą łyżką dodaj cukier i kakao. Dodaj masło i grappę. Mieszaj, aż suche składniki zostaną zwilżone i wymieszane. Dodaj orzechy włoskie.

3.Połóż 14-calowy arkusz folii na płaskiej powierzchni. Wlej mieszankę ciasta na folię. Uformuj ciasto w dziennik o wymiarach 8 × 21/2 cala. Owiń kłodę w plastikową folię, składając końce, aby ją całkowicie zamknąć. Przechowuj dziennik w lodówce przez co najmniej 24 godziny i do 3 dni.

Cztery. Pokrój dziennik na plastry o grubości 1/4 cala. Podawaj na zimno. Przechowuj ciasteczka w szczelnym plastikowym pojemniku w lodówce do 2 tygodni.

Ciastka Prato

Biscotti di Prato

Robi około 41/2 tuziny

W mieście Prato w Toskanii są to klasyczne biscotti do maczania w vin santo, wspaniałym winie deserowym regionu. Jeśli są spożywane samodzielnie, są dość suche, więc zapewnij im napój, aby je popijać.

21/2 szklanki mąki uniwersalnej

11/2 łyżeczki proszku do pieczenia

1 łyżeczka soli

4 duże jajka

31/4 szklanki cukru

1 łyżeczka skórki z cytryny

1 łyżeczka skórki pomarańczowej

1 łyżeczka czystego ekstraktu waniliowego

1 szklanka prażonych migdałów (patrzJak upiec i obrać orzechy włoskie)

1.Umieść stojak na środku piekarnika. Rozgrzej piekarnik do 325° F. Posmaruj i posmaruj dużą blachę do pieczenia.

dwa.W średniej misce przesiej mąkę, proszek do pieczenia i sól.

3.W dużej misce z mikserem elektrycznym ubijaj jajka z cukrem na średnich obrotach, aż będą jasne i pieniste, około 3 minut. Ubij skórkę z cytryny i pomarańczy oraz wanilię. Na wolnych obrotach dodaj suche składniki, a następnie dodaj migdały.

Cztery.Lekko zwilż dłonie. Uformuj ciasto w dwie kłody o wymiarach 14 × 2 cale. Połóż kłody na przygotowanej blasze do pieczenia kilka centymetrów od siebie. Piecz przez 30 minut lub do uzyskania jędrności i złotego koloru.

5.Wyjmij blachę do pieczenia z piekarnika i zmniejsz temperaturę piekarnika do 300 ° F. Pozostaw polana na blasze do pieczenia przez 20 minut.

6.Wsuń kłody na deskę do krojenia. Używając dużego, ciężkiego noża szefa kuchni, pokrój kłody po przekątnej na plastry o grubości 1/2 cala. Ułóż plastry na blasze do pieczenia. Piecz przez 20 minut lub aż się lekko zarumienią.

7.Przenieś ciasteczka do drucianych stojaków, aby ostygły. Przechowywać w hermetycznym pojemniku.

Biscotti owocowo-orzechowe z Umbrii

Tozzetti

80 lat temu

Te beztłuszczowe ciasteczka przechowują przez długi czas w hermetycznym pojemniku. Smak naprawdę poprawia się, więc zaplanuj je kilka dni przed podaniem.

3 szklanki mąki uniwersalnej

1 1/2 szklanki mąki kukurydzianej

2 łyżeczki proszku do pieczenia

3 duże jajka

3 żółtka

2 łyżki marsali, vin santo lub sherry

1 szklanka cukru

1 szklanka rodzynek

1 szklanka migdałów

1/4 szklanki posiekanej kandyzowanej skórki pomarańczowej

1/4 szklanki posiekanego kandyzowanego cydru

1 łyżeczka nasion anyżu

1.Rozgrzej piekarnik do 350 ° F. Nasmaruj 2 duże blachy do
pieczenia.

dwa.W średniej misce przesiej mąkę, skrobię kukurydzianą i
proszek do pieczenia.

3.W dużej misce z elektrycznym mikserem ubij jajka, żółtka i
marsalę. Dodaj cukier i ubijaj, aż dobrze się połączą, około 3
minut. Wymieszaj suche składniki, rodzynki, migdały,
skorupkę, nasiona cytronu i anyż, aż się zmieszają. Ciasto
będzie sztywne. Jeśli to konieczne, wyłóż ciasto na blat i
wyrabiaj, aż się zmiksuje.

Cztery. Ciasto podzielić na ćwiartki. Zwilż ręce zimną wodą i
uformuj każdą ćwiartkę w 10-calową kłodę. Przestrzeń kłody
2 cale od siebie na przygotowanych blachach do pieczenia.

5.Piec polana przez 20 minut lub do uzyskania twardości po
dociśnięciu do środka i złociści wokół brzegów. Wyjmij

polana z piekarnika, ale zostaw je włączone. Niech kłody ostygną przez 5 minut na blasze do pieczenia.

6.Wsuń kłody na deskę do krojenia. Używając dużego noża szefa kuchni, pokrój na plastry o grubości 1/2 cala. Ułożyć plastry na blasze do pieczenia i piec przez 10 minut lub do lekkiego przypieczenia.

7.Przygotuj 2 duże stojaki chłodzące. Przenieś ciasteczka do stojaków. Niech ostygnie całkowicie. Przechowywać w hermetycznym pojemniku do 2 tygodni.

Biscotti orzechowo-cytrynowe

Biscotti al Limone

48 temu

Te biscotti nadają smak cytrynie i migdałom.

11/2 szklanki mąki uniwersalnej

1 łyżeczka proszku do pieczenia

11/4 łyżeczki soli

11/2 szklanki (1 pałeczka) niesolonego masła w temperaturze pokojowej

11/2 szklanki cukru

2 duże jajka w temperaturze pokojowej

2 łyżeczki świeżo startej skórki z cytryny

1 szklanka prażonych migdałów, grubo posiekanych

1.Umieść stojak na środku piekarnika. Rozgrzej piekarnik do 350 ° F. Posmaruj i mąką dużą blachę do pieczenia.

dwa.W misce przesiej mąkę, proszek do pieczenia i sól.

3.W dużej misce z mikserem elektrycznym ubijaj masło z cukrem na jasną i puszystą masę przez około 2 minuty. Wbij jajka pojedynczo. Dodaj skórkę z cytryny, zeskrobując wnętrze miski gumową szpatułką. Stopniowo dodawaj mieszankę mąki i orzechów, aż się zmieszają.

Cztery. Podziel ciasto na pół. Zwilżonymi rękami uformuj każdy kawałek w kłodę o wymiarach 12 × 2 cale na przygotowanej blasze do pieczenia. Piec 20 minut lub do momentu, gdy polana będą lekko zarumienione i jędrne po naciśnięciu na środek. Wyjmij patelnię z piekarnika, ale nie wyłączaj ognia. Niech kłody ostygną przez 10 minut na blasze do pieczenia.

5.Wsuń kłody na deskę do krojenia. Pokrój kłody na plastry o grubości 1/2 cala. Ułóż plastry na blasze do pieczenia. Piecz przez 10 minut lub aż ciasteczka lekko się podpieczą.

6.Przygotuj 2 duże stojaki chłodzące. Przenieś ciasteczka do stojaków. Niech ostygnie całkowicie. Przechowywać w hermetycznym pojemniku do 2 tygodni.

biscotti z orzechów włoskich

Biscotti di Noce

około 80 lat temu

Oliwa z oliwek może być używana do pieczenia w wielu przepisach. Użyj łagodnej oliwy z oliwek z pierwszego tłoczenia. Uzupełnia wiele rodzajów orzechów i cytrusów. Oto przepis na biscotti, który opracowałem do artykułu w Washington Post na temat pieczenia z oliwą z oliwek.

2 filiżanki mąki uniwersalnej

1 łyżeczka proszku do pieczenia

1 łyżeczka soli

2 duże jajka w temperaturze pokojowej

dwa/3 szklanki cukru

11/2 szklanki oliwy z oliwek z pierwszego tłoczenia

11/2 łyżeczki skórki z cytryny

2 szklanki prażonych orzechów włoskich (patrzJak upiec i obrać orzechy włoskie)

1.Rozgrzej piekarnik do 325° F. Nasmaruj 2 duże blachy do pieczenia.

dwa.W dużej misce wymieszaj mąkę, proszek do pieczenia i sól.

3.W innej dużej misce ubij jajka, cukier, olej i skórkę z cytryny, aż dobrze się połączą. Drewnianą łyżką dodaj suche składniki, aż się połączą. Dodaj orzechy włoskie.

Cztery. Ciasto podzielić na cztery części. Uformuj z kawałków kłody o wymiarach 12 × 11/2 cala, umieszczając je kilka centymetrów od siebie na przygotowanych blachach do pieczenia. Piecz przez 20 do 25 minut lub do lekkiego zarumienienia. Wyjmij z piekarnika, ale nie wyłączaj go. Niech ciasteczka ostygną na blachach do pieczenia 10 minut.

5.Wsuń kłody na deskę do krojenia. Używając dużego, ciężkiego noża, pokrój polana po przekątnej na plastry 1/2 cala. Ułóż plastry na blachach do pieczenia i włóż blachy do piekarnika. Piecz przez 10 minut lub do upieczenia i zrumienienia.

6.Przygotuj 2 duże stojaki chłodzące. Przenieś ciasteczka do stojaków. Niech ostygnie całkowicie. Przechowywać w hermetycznym pojemniku do 2 tygodni.

Makaron migdałowy

amaretti

robi 3 tuziny

W południowych Włoszech wytwarza się je przez miażdżenie zarówno słodkich, jak i gorzkich migdałów. Gorzkie migdały, które pochodzą z określonej odmiany drzewa migdałowego, nie są sprzedawane w Stanach Zjednoczonych. Mają składnik smakowy podobny do cyjanku, śmiertelnej trucizny, więc nie są dopuszczone do użytku komercyjnego. Najbliższy odpowiedni smak to komercyjna pasta migdałowa i odrobina ekstraktu migdałowego. Nie myl pasty migdałowej z marcepanem, który jest podobny, ale ma wyższą zawartość cukru. Kup pastę migdałową, która jest sprzedawana w puszkach, aby uzyskać najlepszy smak. Jeśli nie możesz go znaleźć, zapytaj lokalną piekarnię, czy coś Ci sprzedają.

Te ciasteczka przyklejają się, więc piekę je na nieprzywierających matach zwanych Silpat. Maty nigdy nie wymagają olejowania, są łatwe do czyszczenia i wielokrotnego użytku. Można je znaleźć w dobrych sklepach z artykułami kuchennymi. Jeśli nie masz mat, blachy do pieczenia można wyłożyć papierem do pieczenia lub folią aluminiową.

1 puszka (8 uncji) pasty migdałowej, pokruszonej

1 szklanka cukru

2 duże białka jaj w temperaturze pokojowej

1/4 łyżeczki ekstraktu z migdałów

36 kandyzowanych wiśni lub całych migdałów

1.Rozgrzej piekarnik do 350 ° F. Wyłóż 2 duże blachy do pieczenia papierem do pieczenia lub folią aluminiową.

dwa.W dużej misce pokrusz pastę migdałową. Mikserem elektrycznym na niskich obrotach dodaj cukier, aż się zmiksuje. Dodaj białka i ekstrakt z migdałów. Zwiększyć prędkość do średniej i ubijać do uzyskania bardzo gładkiej konsystencji, około 3 minut.

3.Wyciągnij 1 łyżkę ciasta i lekko zwiń w kulkę. W razie potrzeby zwilż opuszki palców zimną wodą, aby zapobiec przywieraniu. Rozłóż kulki o cal od siebie na przygotowanej blasze do pieczenia. Na wierzch ciasta wciśnij wiśnię lub migdał.

Cztery. Piecz przez 18 do 20 minut lub do momentu, aż ciasteczka będą lekko złociste. Ostudzić krótko na blasze do pieczenia.

5.Za pomocą cienkiej metalowej szpatułki przenieś ciasteczka na druciane ruszty, aby całkowicie ostygły. Przechowuj ciasteczka w hermetycznych pojemnikach. (Jeśli chcesz przechowywać te ciasteczka dłużej niż dzień lub dwa, zamroź je, aby zachować miękką konsystencję. Można je jeść prosto z zamrażarki.)

Makaron z orzeszkami piniowymi

Biscotti di Pinoli

40 lat temu

Przez lata stworzyłem wiele odmian tych ciasteczek. Ta wersja jest moją ulubioną, ponieważ jest zrobiona z pasty migdałowej i mielonych migdałów dla smaku i tekstury oraz ma bogaty smak prażonych orzeszków pinii (pignoli).

1 puszka (8 uncji) pasty migdałowej

1/3 szklanki drobno zmielonych blanszowanych migdałów

2 duże białka jaj

1 szklanka cukru pudru, plus więcej do dekoracji

2 szklanki pokrojonych orzeszków piniowych lub migdałów

1.Umieść stojak na środku piekarnika. Rozgrzej piekarnik do 350 ° F. Nasmaruj dużą blachę do pieczenia.

dwa.W dużej misce pokrusz pastę migdałową. Mikserem elektrycznym na średnich obrotach ubić migdały, białka jaj i 1 szklankę cukru cukierniczego na gładką masę.

3.Wyciągnij łyżkę ciasta. Rozwałkuj ciasto na orzeszkach piniowych, przykrywając je całkowicie i formując kulę. Umieść kulkę na przygotowanej blasze do pieczenia. Powtórz z pozostałymi składnikami, umieszczając kulki w odległości około 1 cala.

Cztery. Piecz 18 do 20 minut lub do lekkiego złocistego koloru. Umieść blachę do pieczenia na stojaku, aby ostygła. Niech ciasteczka ostygną 2 minuty na blasze do pieczenia.

5.Przenieś ciasteczka do drucianych stojaków, aby całkowicie ostygły. Posyp cukrem pudrem. Przechowywać w hermetycznym pojemniku w lodówce do 1 tygodnia.

batoniki z orzechów laskowych

Nocciola

robi 6 tuzinów

Te delikatne i kruche batony są wypełnione orzechami. Ledwo trzymają się razem i rozpływają się w ustach. Podawaj z lodami czekoladowymi.

2 1/3 szklanki mąki uniwersalnej

11/2 szklanki prażonych orzechów laskowych, obranych, drobno posiekanych (patrzJak upiec i obrać orzechy włoskie)

11/2 szklanki cukru

11/2 łyżeczki soli

1 szklanka (2 paluszki) niesolonego masła, roztopionego i ostudzonego

1 duże jajko plus 1 żółtko, ubite

1.Umieść stojak na środku piekarnika. Rozgrzej piekarnik do 350 ° F. Nasmaruj patelnię do galaretek o wymiarach 15 × 10 × 1 cala.

dwa.W dużej misce drewnianą łyżką wymieszaj mąkę, orzechy włoskie, cukier i sól. Dodaj masło i mieszaj, aż będzie równomiernie zwilżone. Dodaj jajka. Mieszaj, aż dobrze się połączą, a mieszanina utrzyma się razem.

3.Wlej mieszaninę do przygotowanej patelni. Nakładaj mocno w równej warstwie.

Cztery. Piecz przez 30 minut lub do złotego koloru. Jeszcze gorące, pokrój na prostokąty o wymiarach 2 x 1 cal.

5.Schłodzić 10 minut na patelni. Przenieś ciasteczka do dużych stojaków, aby całkowicie ostygły.

Ciasteczka z masłem orzechowym

Biscotti di Noce

robi 5 tuzinów

Orzechowe i maślane ciasteczka z półksiężyca z Piemontu są idealne na Boże Narodzenie. Chociaż często są one wykonane z orzechów laskowych, lubię używać orzechów włoskich. Migdały można również zastąpić.

Te ciasteczka można w całości przygotować w robocie kuchennym. Jeśli go nie masz, zmiel orzechy i cukier w blenderze lub młynku do orzechów, a następnie ręcznie dodaj pozostałe składniki.

1 szklanka kawałków orzecha włoskiego

1/3 szklanki cukru plus jeszcze 1 szklanka do zwijanych ciasteczek

2 filiżanki mąki uniwersalnej

1 szklanka (2 paluszki) niesolonego masła w temperaturze pokojowej

1. Rozgrzej piekarnik do 350 ° F. Smaruj i mąkę 2 duże blachy do pieczenia.

dwa. W robocie kuchennym połącz orzechy i cukier. Miksuj, aż orzechy zostaną drobno posiekane. Dodaj mąkę i mieszaj, aż się zmieszają.

3. Stopniowo dodawać masło i dociskać do wymieszania. Wyjmij ciasto z pojemnika i wyciśnij rękoma.

Cztery. Wlej pozostałą 1 szklankę cukru do płytkiej miski. Odetnij kawałek ciasta wielkości orzecha włoskiego i uformuj kulę. Uformuj kulę w kształt półksiężyca, zwężając końce. Delikatnie obtocz półksiężyc w cukrze. Umieść półksiężyc na przygotowanej blasze do pieczenia. Powtórz z pozostałym ciastem i cukrem, umieszczając każde ciasteczko w odległości około 1 cala.

5. Piecz przez 15 minut lub aż się lekko zarumienią. Połóż blachy do pieczenia na ruszcie, aby ostygły przez 5 minut.

6. Przenieś ciasteczka do drucianych stojaków, aby całkowicie ostygły. Przechowywać w hermetycznym pojemniku do 2 tygodni.

tęczowe ciasteczka

Biscotti Tricolori

Robi około 4 tuzinów

Chociaż nigdy nie widziałem ich we Włoszech, te „tęczowe" lub trójkolorowe ciasteczka z polewą czekoladową są ulubionymi we Włoszech i innych piekarniach w Stanach Zjednoczonych. Niestety często są jaskrawo zabarwione i mogą być suche i bez smaku.

Wypróbuj ten przepis, a zobaczysz, jak dobre mogą być te ciasteczka. Są trochę wybredne w przygotowaniu, ale rezultaty są tak ładne i pyszne. Jeśli wolisz nie używać barwników spożywczych, ciasteczka nadal będą atrakcyjne. Dla wygody najlepiej mieć trzy identyczne blachy do pieczenia. Ale nadal możesz zrobić ciasteczka za pomocą tylko jednej patelni, jeśli pieczesz jedną partię ciasta na raz. Gotowe ciasteczka dobrze przechowują się w lodówce.

8 uncji pasty migdałowej

11/2 szklanki (3 paluszki) niesolonego masła

1 szklanka cukru

4 duże jajka, oddzielone

$1$1/4 łyżeczki soli

2 szklanki niebielonej mąki uniwersalnej

10 kropli czerwonego barwnika spożywczego lub do smaku (opcjonalnie)

10 kropli zielonego barwnika spożywczego lub do smaku (opcjonalnie)

$1$1/2 szklanki dżemu morelowego

$1$1/2 szklanki dżemu malinowego bez pestek

1 opakowanie (6 uncji) półsłodkich chipsów czekoladowych

1.Rozgrzej piekarnik do 350 ° F. Smaruj trzy identyczne formy do pieczenia 13 × 9 × 2 cale. Wyłóż tace papierem woskowanym i posmaruj papier.

dwa. Rozdrobnij pastę migdałową do dużej miski. Dodaj masło, 1/2 szklanki cukru, żółtka i sól. Ubijaj, aż będzie jasna i puszysta. Wymieszaj mąkę, aż się zmieszają.

3.W innej dużej misce, z czystymi trzepaczkami, ubij białka na średnich obrotach, aż będą się pieniły. Stopniowo dodawać pozostały cukier. Zwiększ prędkość do wysokiej. Kontynuuj ubijanie, aż białka jajek utworzą miękkie szczyty, gdy ubijaki są podniesione.

Cztery.Używając gumowej szpatułki, wymieszaj 1/3 białek z mieszanką żółtków, aby je rozcieńczyć. Stopniowo dodawaj pozostałe białka jajek.

5.Umieść 1/3 ciasta w jednej misce, a kolejne 1/3 w drugiej misce. Jeśli używasz barwnika spożywczego, złóż czerwony w jednej misce, a zielony w drugiej.

6.Każdą miskę ciasta rozsmarować na osobnej przygotowanej patelni, równomiernie wygładzając szpatułką. Piecz warstwy przez 10 do 12 minut, aż ciasto się zetnie i ma bardzo jasny kolor na brzegach. Pozostaw na patelni 5 minut do ostygnięcia, a następnie unieś warstwy na stojaki chłodzące, pozostawiając przyklejony papier woskowany. Niech ostygnie całkowicie.

7.Używając papieru do podniesienia jednej warstwy, odwróć ciasto i umieść je stroną papierową do góry na dużym talerzu.

Ostrożnie wyjmij papier. Posmarować cienką warstwą konfitury malinowej.

8.Połóż drugą warstwę papieru do góry na pierwszej. Wyjmij papier i posmaruj biszkopt z dżemem morelowym.

9.Połóż pozostałą warstwę papieru do góry na wierzchu. Zdejmij papier. Używając dużego, ciężkiego noża i linijki jako prowadnicy, przytnij brzegi ciasta, aby warstwy były proste i równe dookoła.

10. Doprowadź około 2 cale wody do wrzenia w dolnej połowie podwójnego bojlera lub małego rondla. Umieść wiórki czekoladowe w górnej połowie podwójnego bojlera lub w małej żaroodpornej misce, która dobrze przylega do rondla. Umieść pojemnik nad wrzącą wodą. Odstawiamy bez przykrycia, aż czekolada zmięknie. Mieszaj, aż będzie gładka. Warstwy ciasta polać rozpuszczoną czekoladą i delikatnie rozprowadzić szpatułką. Wstaw do lodówki, aż czekolada zacznie twardnieć, około 30 minut. (Nie pozwól, aby stał się zbyt twardy, bo pęknie, gdy go przetniesz.)

jedenaście. Wyjmij ciasto z lodówki. Używając linijki lub innej linijki jako prowadnicy, pokrój ciasto wzdłuż na 6 pasków, najpierw dzieląc je na trzy części, a następnie przecinając każdą trzecią na pół. Pokrój w poprzek na 5 pasków. Schłodź pokrojone ciasto na patelni w lodówce, aż czekolada będzie twarda. Podawaj lub przenieś ciasteczka do szczelnego pojemnika i przechowuj w lodówce. Zachowują się dobrze przez kilka tygodni.

Świąteczne Ciasteczka Figowe

Cuccidati

Robi 18 dużych ciasteczek

Nie wyobrażam sobie Świąt bez tych ciasteczek. Dla wielu Sycylijczyków robienie ich to projekt rodzinny. Kobiety mieszają i zwijają ciasto, podczas gdy mężczyźni siekają i mielą składniki na nadzienie. Dzieci dekorują wypełnione ciasteczka. Tradycyjnie wycina się je w wiele fantastycznych kształtów przypominających ptaki, liście czy kwiaty. Niektóre rodziny robią ich dziesiątki, aby przekazać je przyjaciołom i sąsiadom.

Ciasto

2 1/2 szklanki mąki uniwersalnej

1/3 szklanki cukru

2 łyżeczki proszku do pieczenia

1 1/2 łyżeczki soli

6 łyżek niesolonego masła

2 duże jajka w temperaturze pokojowej

1 łyżeczka czystego ekstraktu waniliowego

Pożywny

2 szklanki wilgotnych suszonych fig bez szypułek

1 1/2 szklanki rodzynek

1 szklanka prażonych i posiekanych orzechów włoskich

1 1/2 szklanki posiekanej półsłodkiej czekolady (około 2 uncji)

1/3 szklanki miodu

1 1/4 szklanki soku pomarańczowego

1 łyżeczka skórki pomarańczowej

1 łyżeczka mielonego cynamonu

1/8 łyżeczek mielonych goździków

Montowanie

1 żółtko ubite z 1 łyżeczką wody

kolorowe cukierki posypane

1.Przygotuj ciasto: W dużej misce wymieszaj mąkę, cukier, proszek do pieczenia i sól. Ubij masło mikserem elektrycznym lub mikserem stojącym, aż masa będzie przypominała grube okruchy.

dwa.W misce ubij jajka i wanilię. Do suchych składników dodać jajka, mieszając drewnianą łyżką, aż ciasto będzie równomiernie zwilżone. Jeśli ciasto jest zbyt suche, wymieszać z niewielką ilością zimnej wody po kilka kropel na raz.

3.Zbierz ciasto w kulkę i połóż je na arkuszu folii plastikowej. Spłaszcz go w krążek i dobrze zawiń. Przechowywać w lodówce co najmniej 1 godzinę lub na noc.

Cztery.Przygotuj nadzienie: W robocie kuchennym lub maszynce do mięsa zmiel figi, rodzynki i orzechy włoskie na grubo posiekane. Wymieszać z pozostałymi składnikami. Przykryj i wstaw do lodówki, jeśli nie zostanie zużyta w ciągu godziny.

5.Aby złożyć ciasta, rozgrzej piekarnik do 375° F. Nasmaruj dwie duże blachy do pieczenia.

6. Pokrój ciasto na 6 kawałków. Na lekko posypanej mąką powierzchni zwiń każdy kawałek w kłodę o długości około 4 cali.

7. Za pomocą posypanego mąką wałka do ciasta zwiń jedną kłodę w prostokąt o wymiarach 9×5 cali. Przytnij krawędzie.

8. Umieść pasek nadzienia o grubości 3/4 cala wzdłuż lekko z jednej strony środka rozwałkowanego ciasta. Złóż jeden długi bok ciasta na drugi i dociśnij krawędzie do siebie, aby się uszczelnić. Napełnione ciasto pokrój w poprzek na 3 równe kawałki.

9. Za pomocą ostrego noża natnij w nadzieniu i cieście szczeliny o długości 3/4 cala w odstępach co 1/2 cala. Lekko wyginając je, aby otworzyć szczeliny i odsłonić figowe nadzienie, ułóż ciastka w odległości centymetra od siebie na blachach do pieczenia.

10. Posmaruj ciasto ubitym jajkiem. W razie potrzeby posyp posypką karmelową. Powtórz z resztą składników.

jedenaście. Piecz ciasteczka 20-25 minut lub do złotego koloru.

12. Fajne ciasteczka na drucianych stojakach. Przechowywać w hermetycznym pojemniku w lodówce do 1 miesiąca.

kruchy migdał

Croccante lub Torrone

Od 10 do 12 porcji

Sycylijczycy robią te słodycze z orzeszkami pinii, pistacjami lub sezamem zamiast migdałów. Cytryna jest idealna do zmiękczenia gorącego syropu.

Olej roślinny

2 szklanki cukru

11/4 szklanki miodu

2 szklanki migdałów (10 uncji)

1 cała cytryna, umyta i wysuszona

1.Posmaruj marmurową powierzchnię lub metalową blachę do pieczenia olejem roślinnym o neutralnym smaku.

dwa.W średnim rondlu wymieszać cukier i miód. Gotuj na średnim ogniu, mieszając od czasu do czasu, aż cukier zacznie się topić, około 20 minut. Doprowadź do wrzenia i gotuj bez mieszania przez kolejne 5 minut, aż syrop będzie klarowny.

3.Dodaj orzechy włoskie i gotuj, aż syrop nabierze bursztynowego koloru, około 3 minut. Ostrożnie zalej przygotowaną powierzchnię gorącym syropem, używając cytryny do wygładzenia orzechów włoskich w jednej warstwie. Niech ostygnie całkowicie. Gdy kruchość jest chłodna i twarda, po około 30 minutach wsuń pod nią cienką metalową szpatułkę. Podnieś kruche i połam na kawałki 1 1/2 cala. Przechowywać w hermetycznych pojemnikach w temperaturze pokojowej.

Sycylijskie Bułeczki Orzechowe

Mostaccioli

Robi 64 ciasteczka

Był czas, kiedy te ciasteczka robiono z mosto cotto, zagęszczonego soku winogronowego. Dzisiejsi kucharze używają miodu.

Ciasto

3 szklanki mąki uniwersalnej

1 1/2 szklanki cukru

1 łyżeczka soli

1 1/2 szklanki tłuszczu warzywnego

4 łyżki (1/2 pałeczek) niesolonego masła w temperaturze pokojowej

2 duże jajka

2-3 łyżki zimnego mleka

Pożywny

1 szklanka prażonych migdałów

1 szklanka prażonych orzechów włoskich

11/2 szklanki orzechów laskowych prażonych i bez skórki

11/4 szklanki cukru

11/4 szklanki miodu

2 łyżeczki skórki pomarańczowej

11/4 łyżeczki mielonego cynamonu

cukier cukierników

1.W dużej misce wymieszaj mąkę, cukier i sól. Pokrój tłuszcz i masło, aż masa będzie przypominała grube okruchy.

dwa.W małej misce ubij jajka dwiema łyżkami mleka. Dodaj mieszaninę do suchych składników, mieszając, aż ciasto będzie równomiernie zwilżone. W razie potrzeby dodaj trochę więcej mleka.

3.Zbierz ciasto w kulkę i połóż je na arkuszu folii plastikowej. Spłaszcz go w krążek i dobrze zawiń. Wstaw do lodówki na 1 godzinę do nocy.

Cztery. Orzechy i cukier zmiksować w robocie kuchennym. Przetwarzaj, aż będzie dobrze. Dodaj miód, skórkę i cynamon i mieszaj, aż się połączą. Rozgrzej piekarnik do 350 ° F. Nasmaruj 2 duże blachy do pieczenia.

5.Ciasto podzielić na 4 części. Rozłóż jeden kawałek między dwoma arkuszami plastikowej folii, aby utworzyć nieco większy 8-calowy kwadrat. Odetnij brzegi i pokrój ciasto na 2-calowe kwadraty. Nałóż czubatą łyżeczkę nadzienia po jednej stronie każdego kwadratu. Ciasto rozwałkować do całkowitego zamknięcia nadzienia. Umieść szew stroną do dołu na blasze do pieczenia. Powtórz z pozostałym ciastem i nadzieniem, umieszczając ciasteczka o cal od siebie.

6.Piecz 18 minut lub do momentu, gdy ciasteczka będą lekko złociste. Przenieś ciasteczka do drucianych stojaków, aby ostygły. Przechowywać w szczelnie zamkniętym opakowaniu do 2 tygodni. Przed podaniem posyp cukrem pudrem.

Herbatnik

Hiszpański chleb

Tworzy dwie 8- lub 9-calowe warstwy

To klasyczne i uniwersalne włoskie babki dobrze komponuje się z nadzieniami, takimi jak przetwory owocowe, bita śmietana, krem do ciasta, lody lub krem ricotta. Ciasto również dobrze zamarza, więc wygodnie jest mieć pod ręką na szybkie desery.

Masło na patelnię

6 dużych jaj w temperaturze pokojowej

dwa/3 szklanki cukru

11/2 łyżeczki czystego ekstraktu waniliowego

1 szklanka przesianej mąki uniwersalnej

1. Umieść ruszt na środku piekarnika. Rozgrzej piekarnik do 375° F. Posmaruj masłem dwie 8- lub 9-calowe patelnie do ciasta. Wyłóż dna patelni kółkami z papieru woskowanego lub pergaminu. Posmaruj papier. Posyp patelnie mąką i lekko strząsaj nadmiar.

dwa.W dużej misce z mikserem elektrycznym zacznij ubijać jajka na niskich obrotach. Powoli dodawaj cukier, stopniowo zwiększając prędkość miksera do wysokich. Dodaj wanilię. Ubijaj jajka, aż będą gęste i jasnożółte, około 7 minut.

3.Mąkę wsypać do sitka o drobnych oczkach. Wstrząśnij około jedną trzecią mąki na mieszance jajecznej. Mąkę wprowadzać stopniowo i bardzo gładko gumową szpatułką. Powtórz, dodając mąkę w 2 porcjach i składając, aż nie pozostaną żadne smugi.

Cztery. Rozłóż ciasto równomiernie na przygotowanych patelniach. Piecz 20 do 25 minut lub do momentu, gdy ciastka odskoczą po lekkim naciśnięciu na środek, a wierzchy będą lekko zarumienione. Przygotuj 2 stojaki chłodzące. Schłodzić ciastka 10 minut na patelniach na ruszcie.

5.Odwróć ciastka na stojaki i wyjmij patelnie. Ostrożnie wyjmij papier. Niech ostygnie całkowicie. Podawaj natychmiast lub przykryj odwróconą miską i przechowuj w temperaturze pokojowej do 2 dni.

ciasto cytrusowe

Ciasto Agrumi

Serwuje od 10 do 12

Oliwa z oliwek nadaje ciastu charakterystyczny smak i konsystencję. Użyj łagodnej oliwy z oliwek, w przeciwnym razie smak może być uciążliwy. Ponieważ nie zawiera masła, mleka ani innych produktów mlecznych, to ciasto jest dobre dla osób, które nie mogą jeść tych produktów.

To świetne ciasto, choć jest bardzo lekkie i przewiewne. Aby go upiec, będziesz potrzebować 10-calowej patelni rurowej ze zdejmowanym dnem, rodzaju używanego do ciastek z anielskim jedzeniem.

Odrobina tataru, dostępna w dziale przypraw w większości supermarketów, pomaga ustabilizować białka jaj w tym wspaniałym cieście.

21/4 szklanki zwykłej mąki tortowej (niewyrastającej)

1 łyżka proszku do pieczenia

1 łyżeczka soli

6 dużych jaj, oddzielonych w temperaturze pokojowej

11/4 szklanki cukru

11/2 łyżeczki skórki pomarańczowej

11/2 łyżeczki startej skórki z cytryny

31/4 szklanki świeżo wyciśniętego soku pomarańczowego

11/2 szklanki oliwy z oliwek z pierwszego tłoczenia

1 łyżeczka czystego ekstraktu waniliowego

1/4 łyżeczki kremu tatarskiego

1.Umieść ruszt piekarnika w dolnej trzeciej części piekarnika. Rozgrzej piekarnik do 325° F. W dużej misce przesiej mąkę, proszek do pieczenia i sól.

dwa.W dużej misce z elektrycznym mikserem ubij żółtka, 1 szklankę cukru, skórkę z pomarańczy i cytryny, sok pomarańczowy, olej i ekstrakt waniliowy na gładką konsystencję, około 5 minut. Za pomocą gumowej szpatułki złóż płyn na suche składniki.

3. W innej dużej misce z czystymi trzepaczkami ubijaj białka na średnich obrotach aż do uzyskania piany. Stopniowo dodawaj pozostałe 1/4 szklanki cukru i śmietankę tatarską. Zwiększ prędkość do wysokiej. Ubijać, aż po podniesieniu ubijaka uformują się miękkie szczyty, około 5 minut. Dodaj białka do ciasta.

Cztery. Zeskrob ciasto na niesmarowaną 10-calową patelnię rurową ze zdejmowanym dnem. Piecz 55 minut lub do momentu, gdy ciasto nabierze złotego koloru, a wykałaczka włożona do środka będzie czysta.

5. Umieść patelnię do góry nogami na stojaku chłodzącym i pozwól, aby ciasto całkowicie ostygło. Przejedź nożem o cienkim ostrzu po wewnętrznej stronie patelni, aby poluzować ciasto. Usuń ciasto i spód formy. Wsuń nóż pod ciasto i zdejmij dno patelni. Podawaj natychmiast lub przykryj miską do góry nogami i przechowuj w temperaturze pokojowej do 2 dni.

Ciasto cytrynowo-oliwkowe

ciasto cytrynowe

Na 8 porcji

Lekkie ciasto cytrynowe z Apulii, które zawsze można mieć pod ręką.

11/2 szklanki zwykłej mąki tortowej (niewyrastającej)

11/2 łyżeczki proszku do pieczenia

11/2 łyżeczki soli

3 duże jajka w temperaturze pokojowej

1 szklanka cukru

1/3 szklanki oliwy z oliwek

1 łyżeczka czystego ekstraktu waniliowego

1 łyżeczka skórki z cytryny

11/4 szklanki świeżo wyciśniętego soku z cytryny

1. Umieść ruszt w dolnej trzeciej części piekarnika. Rozgrzej piekarnik do 350 ° F. Nasmaruj 9-calową tortownicę.

dwa. W dużej misce przesiej mąkę, proszek do pieczenia i sól.

3. Wbij jajka do dużej miski miksera elektrycznego. Ubijaj na średnich obrotach, aż będzie gęsty i jasnożółty, około 5 minut. Powoli dodaj cukier i ubijaj jeszcze przez 3 minuty. Powoli dodaj olej. Pokonaj jeszcze jedną minutę. Dodaj wanilię i skórkę z cytryny.

Cztery. Za pomocą gumowej szpatułki dodaj suche składniki w trzech porcjach, na przemian z sokiem z cytryny w dwóch porcjach.

5. Zeskrob ciasto na przygotowaną patelnię. Piecz przez 35 do 40 minut lub do momentu, gdy ciasto nabierze złotego koloru i odskoczy po naciśnięciu do środka.

6. Odwróć patelnię do góry nogami na ruszcie. Niech ostygnie całkowicie. Przejedź nożem po zewnętrznej krawędzi i wyjmij. Podawaj natychmiast lub przykryj miską do góry nogami i przechowuj w temperaturze pokojowej do 2 dni.

marmurkowe ciasto

ciasto marmorata

Od 8 do 10 porcji

We Włoszech niewiele uwagi poświęca się śniadaniom. Jajka i płatki zbożowe są rzadko spożywane, a większość Włochów zadowala się kawą i grzankami lub herbatnikiem lub dwoma. Śniadania hotelowe często nadmiernie rekompensują zagraniczne smaki bogatym wyborem wędlin, serów, owoców, jajek, jogurtów, pieczywa i ciastek. W hotelu w Wenecji zobaczyłem wspaniały marmurowy tort, jedno z moich ulubionych ciast, dumnie wystawiony na stojaku na ciasta. To było boskie z filiżanką cappuccino i równie dobrze by się podobało w porze herbaty. Kelner powiedział mi, że ciasto jest codziennie dostarczane świeże z lokalnej piekarni, w której jest specjalnością. To jest moja wersja, inspirowana tą z Wenecji.

11/2 szklanki zwykłej mąki tortowej (niewyrastającej)

11/2 łyżeczki proszku do pieczenia

11/2 łyżeczki soli

3 duże jajka w temperaturze pokojowej

1 szklanka cukru

11/2 szklanki oleju roślinnego

1 łyżeczka czystego ekstraktu waniliowego

1/4 łyżeczki ekstraktu z migdałów

11/2 szklanki mleka

2 uncje gorzkiej lub półsłodkiej czekolady, roztopionej i schłodzonej

1.Umieść ruszt piekarnika w najniższej trzeciej części piekarnika. Rozgrzej piekarnik do 325° F. Posmaruj i mąką 10-calową patelnię rurową i strząśnij nadmiar mąki.

dwa.W dużej misce przesiej mąkę, proszek do pieczenia i sól.

3.W innej dużej misce, używając miksera elektrycznego, ubijaj jajka na średnich obrotach, aż będą gęste i jasnożółte, około 5 minut. Powoli dodawaj cukier, po jednej łyżce stołowej. Kontynuuj bicie jeszcze 2 minuty.

Cztery. Stopniowo włączaj olej i ekstrakty. Dodać mąkę w 3 porcjach, dodając na przemian mleko w dwóch porcjach.

5.Usuń około 11/2 filiżanek ciasta i umieść w małej misce. Odłożyć na bok. Zeskrob pozostałe ciasto na przygotowaną patelnię.

6.Złóż rozpuszczoną czekoladę w zarezerwowanym cieście. Wrzuć duże łyżki ciasta czekoladowego na ciasto na patelni. Aby obrócić ciasto, trzymaj nóż stołowy czubkiem w dół. Włóż ostrze noża przez ciasto, delikatnie okrążając patelnię co najmniej 2 razy.

7.Piecz 40 minut lub do momentu, gdy ciasto nabierze złotego koloru, a wykałaczka włożona do środka wyjdzie czysta. Ostudzić na stojaku 10 minut.

8.Odwróć ciasto na stojak i zdejmij patelnię. Odwróć ciasto prawą stroną do góry na inny stojak. Niech ostygnie całkowicie. Podawaj natychmiast lub przykryj odwróconą miską i przechowuj w temperaturze pokojowej do 2 dni.

Ciasto rumowe

Baba au Rhum

Od 8 do 10 porcji

Według popularnej opowieści to ciasto zostało wymyślone przez polskiego króla, który stwierdził, że babka, czyli polskie ciasto drożdżowe, jest zbyt suche i zalał je szklanką rumu. Jego dzieło zostało nazwane baba na cześć Ali Baby z Arabian Nights. Nie wiadomo na pewno, w jaki sposób stała się popularna w Neapolu, ale tak było już od jakiegoś czasu.

Ponieważ jest fermentowany za pomocą drożdży zamiast proszku do pieczenia, śluz ma gąbczastą konsystencję, idealną do nasączenia syropu rumowego. Niektóre wersje są wypiekane w miniaturowych foremkach do muffinek, podczas gdy inne mają nadzienie budyniowe. Lubię podawać to z truskawkami i bitą śmietaną; Nie jest to typowe, ale jest pyszne i stanowi uroczą prezentację.

1 opakowanie (21/2 łyżeczki) aktywnych drożdży suszonych lub drożdży instant

11/4 szklanki ciepłego mleka (100 ° do 110 ° F)

6 dużych jaj

22/3 szklanki mąki uniwersalnej

3 łyżki cukru

11/2 łyżeczki soli

3/4 szklanki (11/2 paluszki) niesolonego masła, w temperaturze pokojowej

Syrop

2 szklanki cukru

2 szklanki wody

2 (2-calowe) paski skórki z cytryny

11/4 szklanki rumu

1.Nasmaruj 10-calową patelnię rurową.

dwa.Ciepłe mleko posyp drożdżami. Odstawić do uzyskania kremowej konsystencji, około 1 minuty, następnie mieszać do rozpuszczenia.

3.W dużej misce mikserem elektrycznym na średnich obrotach ubijaj jajka do uzyskania piany przez około 1 minutę. Wymieszaj mąkę, cukier i sól. Dodaj drożdże i masło i ubijaj, aż dobrze się połączą, około 2 minut.

Cztery. Zeskrob ciasto na przygotowaną patelnię. Przykryj folią i odstaw w ciepłe miejsce na 1 godzinę lub do podwojenia objętości ciasta.

5.Umieść stojak na środku piekarnika. Rozgrzej piekarnik do 400 ° C. Piecz 30 minut lub do momentu, aż złocisty kolor i wykałaczka włożona do środka wyjdą czyste.

6.Odwróć ciasto na ruszcie, aby ostygło. Zdejmij patelnię i pozostaw do ostygnięcia przez 10 minut.

7.Aby zrobić syrop, wymieszaj cukier, wodę i skórkę z cytryny w średnim rondlu. Doprowadź mieszaninę do wrzenia i mieszaj, aż cukier się rozpuści, około 2 minut. Usuń skórkę z cytryny. Dodaj rum. Zachowaj 1/4 szklanki syropu.

8.Umieść ciasto z powrotem na patelni. Widelcem zrób dziury na całej powierzchni. Powoli polej syropem ciasto, gdy oba są jeszcze gorące. Pozostawić do całkowitego ostygnięcia na patelni.

9.Tuż przed podaniem ciasto odwrócić na talerz i skropić pozostałym syropem. Natychmiast podawaj. Przechowywać pod przykryciem odwróconym pojemnikiem w temperaturze pokojowej do 2 dni.

babcia ciasto

Ciasto Nonna

Na 8 porcji

Nie mogłam się zdecydować, czy włączyć ten przepis, zwany torta della nonna, do tarty czy do ciast; jednak ponieważ Toskańczycy nazywają to tortą, dołączam ją do tortów. Składa się z dwóch warstw ciasta wypełnionych gęstym kremem cukierniczym. Nie wiem, kto to wymyśliła babcia, ale wszyscy uwielbiają jej ciasto. Istnieje wiele odmian, niektóre o smaku cytrynowym.

1 szklanka mleka

3 duże żółtka

1/3 szklanki cukru

11/2 łyżeczki czystego ekstraktu waniliowego

2 łyżki mąki uniwersalnej

2 łyżki likieru pomarańczowego lub rumu

Ciasto

12/3 szklanki mąki uniwersalnej

11/2 szklanki cukru

1 łyżeczka proszku do pieczenia

11/2 łyżeczki soli

11/2 szklanki (1 pałeczka) niesolonego masła w temperaturze pokojowej

1 duże jajko, lekko ubite

1 łyżeczka czystego ekstraktu waniliowego

1 żółtko ubite z 1 łyżeczką wody, na ubite jajko

2 łyżki orzeszków piniowych

cukier cukierników

1.W średnim rondlu podgrzej mleko na małym ogniu, aż na brzegach pojawią się bąbelki. Usuń z ognia.

dwa.W średniej misce ubij żółtka, cukier i wanilię na bladożółty kolor, około 5 minut. Dodaj mąkę. Stopniowo dodawać gorące mleko, cały czas ubijając. Przełóż miksturę do rondla i gotuj na średnim ogniu, cały czas mieszając, aż do zagotowania. Zmniejsz ogień i gotuj przez 1 minutę. Wlej miksturę do miski. Dodaj alkohol. Umieść kawałek plastikowego opakowania bezpośrednio na kremie, aby zapobiec tworzeniu się skórki. Wstaw do lodówki na 1 godzinę do nocy.

3.Umieść ruszt na środku piekarnika. Rozgrzej piekarnik do 350 ° F. Nasmaruj okrągłą patelnię do ciasta o wymiarach 9 × 2 cale.

Cztery. Przygotuj ciasto: W dużej misce wymieszaj mąkę, cukier, proszek do pieczenia i sól. Używając miksera stojącego, dodawaj masło, aż masa będzie przypominała grube okruchy. Dodaj jajko i wanilię i mieszaj, aż powstanie ciasto. Podziel ciasto na pół.

5.Rozłóż równomiernie połowę ciasta na dnie przygotowanej patelni. Wciśnij ciasto na dno patelni i 1/2 cala w górę. Rozłóż schłodzony krem na środku ciasta, pozostawiając 1-calową ramkę wokół krawędzi.

6.Na lekko posypanej mąką powierzchni rozwałkuj pozostałe ciasto w okrąg o średnicy 91/2 cala. Umieść ciasto na nadzieniu. Dociśnij krawędzie ciasta, aby je uszczelnić.

Posmaruj ubite jajko na wierzchu ciasta. Posyp orzeszkami pinii. Za pomocą małego noża wykonaj kilka nacięć w górnej części, aby umożliwić ujście pary.

7. Piecz przez 35 do 40 minut lub do zrumienienia na wierzchu. Schłodzić na patelni na stojaku przez 10 minut.

8. Odwróć ciasto na drucianą podstawkę, a następnie umieść na innej drucianej podstawce, aby całkowicie ostygło. Przed podaniem posyp cukrem pudrem. Podawaj od razu lub zawiń ciasto w folię i wstaw do lodówki do 8 godzin. Zawiń i przechowuj w lodówce.

Ciasto morelowe i migdałowe

Ciasto Albicocche i Mandorle

Na 8 porcji

Morele i migdały to bardzo kompatybilne smaki. Jeśli nie możesz znaleźć świeżych moreli, zastąp brzoskwinie lub nektarynki.

Dodatek

dwa/3 szklanki cukru

11/4 szklanki wody

12 do 14 moreli lub 6 do 8 brzoskwiń, pokrojonych na pół, bez pestek i pokrojonych w plasterki o grubości 1/4 cala

Ciasto

1 Mąkę o wszechstronnym przeznaczeniu

1 łyżeczka proszku do pieczenia

11/2 łyżeczki soli

11/2 szklanki pasty migdałowej

2 łyżki niesolonego masła

dwa/3 szklanki cukru

11/2 łyżeczki czystego ekstraktu waniliowego

2 duże jajka

dwa1/3 szklanki mleka

1.Przygotuj polewę: Umieść cukier i wodę w małym, ciężkim
rondlu. Gotuj na średnim ogniu, mieszając od czasu do czasu,
aż cukier całkowicie się rozpuści, około 3 minut. Gdy
mieszanina zacznie się gotować, przestań mieszać i gotuj, aż
syrop zacznie brązowieć na brzegach. Następnie delikatnie
potrząśnij patelnią na ogniu, aż syrop uzyska jednolity,
złotobrązowy kolor, około 2 minuty.

dwa. Chroniąc dłoń uchwytem na garnek, natychmiast wlej
karmel do okrągłej formy do ciasta o wymiarach 9×2 cali.
Przechyl patelnię, aby równomiernie pokryć spód. Pozostaw
karmel do ostygnięcia, około 5 minut.

3.Umieść ruszt piekarnika na środku piekarnika. Rozgrzej piekarnik do 350 ° F. Ułóż pokrojone owoce, lekko zachodzące na siebie, w kółko na karmelu.

Cztery. Połącz mąkę, proszek do pieczenia i sól na kawałku papieru woskowanego w drobnym sitku. Przesiej suche składniki na papierze.

5.W dużej misce miksera elektrycznego ubij pastę migdałową, masło, cukier i wanilię na puszystą masę, około 4 minut. Wbij jajka pojedynczo, zeskrobując boki miski. Kontynuuj ubijanie, aż będzie gładka i dobrze wymieszana, przez około 4 minuty.

6.Przy niskiej prędkości miksera dodaj 1/3 mieszanki mąki. Dodaj 1/3 mleka. Dodaj resztę mieszanki mąki i mleko w dwóch kolejnych porcjach w ten sam sposób, kończąc na mące. Mieszaj, aż będzie gładka.

7.Wlej ciasto na owoce. Piecz 40 do 45 minut lub do momentu, gdy ciasto będzie złocistobrązowe, a wykałaczka włożona do środka będzie czysta.

8.Pozostaw ciasto do ostygnięcia na patelni na ruszcie przez 10 minut. Włóż cienką metalową szpatułkę po wewnętrznej stronie patelni. Odwróć ciasto na talerz do serwowania (owoce będą na wierzchu) i całkowicie ostudź przed podaniem. Podawaj natychmiast lub przykryj odwróconą miską i przechowuj w temperaturze pokojowej do 24 godzin.

letnia tarta owocowa

Torta dell'Estate

Na 8 porcji

Do tego ciasta idealne są miękkie owoce pestkowe, takie jak śliwki, morele, brzoskwinie i nektarynki. Spróbuj zrobić to z kombinacją owoców.

12 do 16 suszonych śliwek lub moreli, lub 6 średnich brzoskwiń lub nektarynek, pokrojonych na pół, bez pestek i pokrojonych w plastry 1/2 cala

1 Mąkę o wszechstronnym przeznaczeniu

1 łyżeczka proszku do pieczenia

1 1/2 łyżeczki soli

1 1/2 szklanki (1 pałeczka) niesolonego masła w temperaturze pokojowej

dwa/3 szklanki plus 2 łyżki cukru

1 duże jajko

1 łyżeczka skórki z cytryny

1 łyżeczka czystego ekstraktu waniliowego

cukier cukierników

1.Umieść ruszt na środku piekarnika. Rozgrzej piekarnik do
350 ° F. Nasmaruj 9-calową tortownicę.

dwa.W dużej misce wymieszaj mąkę, proszek do pieczenia i sól.

3.W innej dużej misce ubij masło z 2/3 szklanki cukru na jasną i
puszystą masę, przez około 3 minuty. Ubić jajko, skórkę z
cytryny i wanilię na gładką masę. Dodaj suche składniki i
mieszaj, aż się połączą, jeszcze około 1 minuty.

Cztery.Zeskrob ciasto na przygotowaną patelnię. Ułożyć owoce,
lekko nachodzące na siebie, na wierzchu w koncentryczne
kręgi. Posyp pozostałymi 2 łyżkami cukru.

5.Piecz 45 do 50 minut lub do momentu, gdy ciasto będzie
złotobrązowe, a wykałaczka włożona do środka będzie czysta.

6.Pozostaw ciasto do ostygnięcia na patelni na ruszcie przez 10
minut, a następnie zdejmij brzeg patelni. Niech ciasto
całkowicie ostygnie. Przed podaniem posyp cukrem pudrem.

Podawaj natychmiast lub przykryj miską do góry nogami i przechowuj w temperaturze pokojowej do 24 godzin.

jesienne keks

Ciasto Jesienne

Na 8 porcji

Jabłka, gruszki, figi lub śliwki są dobre w tym łatwym cieście. Ciasto tworzy wierzchnią warstwę, która nie zakrywa całkowicie owocu, pozwalając mu zajrzeć przez powierzchnię ciasta. Lubię podawać go lekko na ciepło.

1 1/2 szklanki mąki uniwersalnej

1 łyżeczka proszku do pieczenia

1 1/2 łyżeczki soli

2 duże jajka

1 szklanka cukru

1 łyżeczka czystego ekstraktu waniliowego

4 łyżki masła niesolonego, roztopionego i schłodzonego

2 średnie jabłka lub gruszki, obrane, wydrążone i pokrojone w cienkie plasterki

cukier cukierników

1.Umieść ruszt na środku piekarnika. Rozgrzej piekarnik do 350 ° F. Posmaruj i mąką 9-calową tortownicę. Strząsnąć nadmiar mąki.

dwa.W misce wymieszaj mąkę, proszek do pieczenia i sól.

3.W dużej misce ubij jajka z cukrem i wanilią, aż się połączą, około 2 minut. Wymieszaj masło. Mieszaj w mieszance mąki, aż się połączą, jeszcze około 1 minuty.

Cztery. Rozłóż połowę ciasta na przygotowanej patelni. Przykryj owocami. Upuść pozostałe ciasto na wierzch łyżką stołową. Rozłóż ciasto równomiernie na owocach. Warstwa będzie cienka. Nie martw się, jeśli owoc nie jest całkowicie przykryty.

5.Piecz 30 do 35 minut lub do momentu, gdy ciasto nabierze złotego koloru, a wykałaczka włożona do środka będzie czysta.

6.Pozostaw ciasto do ostygnięcia przez 10 minut na patelni na ruszcie. Usuń krawędź patelni. Niech ciasto całkowicie ostygnie na ruszcie. Podawać na ciepło lub w temperaturze pokojowej posypane cukrem pudrem. Przechowywać przykryte dużą odwróconą miską w temperaturze pokojowej do 24 godzin.

Ciasto z polenty i gruszek

Słodka Polenta

Na 8 porcji

Żółta mąka kukurydziana dodaje przyjemnej konsystencji i ciepłego złotego koloru temu rustykalnemu ciastu z Veneto.

1 Mąkę o wszechstronnym przeznaczeniu

1/3 szklanki drobno zmielonej żółtej mąki kukurydzianej

1 łyżeczka proszku do pieczenia

11/2 łyżeczki soli

3/4 szklanki (11/2 paluszki) niesolonego masła, zmiękczonego

3/4 szklanki plus 2 łyżki cukru

1 łyżeczka czystego ekstraktu waniliowego

11/2 łyżeczki skórki z cytryny

2 duże jajka

11/3 szklanki mleka

1 duża dojrzała gruszka, wydrążona i pokrojona w cienkie plasterki

1.Umieść stojak na środku piekarnika. Rozgrzej piekarnik do 350 ° F. Posmaruj i mąką 9-calową tortownicę. Strząsnąć nadmiar mąki.

dwa.W dużej misce przesiej mąkę, mąkę kukurydzianą, proszek do pieczenia i sól.

3.W dużej misce z mikserem elektrycznym ubijaj masło, stopniowo dodając 3/4 szklanki cukru, aż będzie jasna i puszysta, przez około 3 minuty. Ubij wanilię i skórkę z cytryny. Wbij jajka pojedynczo, zeskrobując boki miski. Na niskich obrotach dodaj połowę suchych składników. Dodaj mleko. Wymieszaj pozostałe suche składniki do uzyskania gładkiej konsystencji, około 1 minuty.

Cztery. Rozłóż ciasto na przygotowanej patelni. Na wierzchu ułożyć plastry gruszki, lekko zachodzące na siebie. Posyp gruszkę pozostałymi 2 łyżkami cukru.

5.Piecz 45 minut lub do momentu, gdy ciasto zbrązowieje, a wykałaczka włożona do środka będzie czysta.

6. Schłodzić ciasto na patelni przez 10 minut na ruszcie. Zdejmij brzeg patelni i całkowicie ostudź ciasto na stojaku. Podawaj natychmiast lub przykryj dużą odwróconą miską i przechowuj w temperaturze pokojowej do 24 godzin.

Sernik Ricotta

Ciasto Ricotta

Na 12 porcji

Lubię myśleć o tym jak o włoskim serniku w amerykańskim stylu. Jest to duży biszkopt, choć ma delikatny smak, ze skórką cytryny i cynamonem. To ciasto jest pieczone w kąpieli wodnej, dzięki czemu gotuje się równomiernie. Podstawa patelni jest owinięta folią aluminiową, aby zapobiec przedostawaniu się wody do patelni.

11/4 szklanki cukru

1/3 szklanki mąki uniwersalnej

11/2 łyżeczki mielonego cynamonu

3 funty ricotty w całości lub częściowo odtłuszczonej

8 dużych jaj

2 łyżeczki czystego ekstraktu waniliowego

2 łyżeczki skórki z cytryny

1.Umieść stojak na środku piekarnika. Rozgrzej piekarnik do 350 ° F. Posmaruj i mąką 9-calową tortownicę. Strząsnąć nadmiar mąki. Umieść patelnię na 12-calowym kwadracie wytrzymałej folii aluminiowej. Owiń folię ciasno wokół dna i około 2 cali w górę po bokach patelni, aby woda nie wyciekła.

dwa.W średniej misce wymieszaj cukier, mąkę i cynamon.

3.W dużej misce ubij ricottę na gładką masę. Ubijaj jajka, wanilię i skórkę z cytryny, aż dobrze się połączą. (Aby uzyskać gładszą konsystencję, ubij składniki mikserem elektrycznym lub zmiksuj w robocie kuchennym.) Mieszaj suche składniki, aż się połączą.

Cztery. Wlać ciasto na przygotowaną patelnię. Umieść patelnię w dużym naczyniu do pieczenia i wstaw ją do piekarnika. Ostrożnie wlej gorącą wodę na głębokość 1 cala do formy do pieczenia. Piec 11/2 godziny lub do momentu, gdy wierzch ciasta będzie złotobrązowy, a wykałaczka włożona 2 cale od środka wyjdzie czysta.

5.Wyłącz piekarnik i trzymaj drzwiczki lekko uchylone. Pozostaw ciasto do ostygnięcia w piekarniku przez 30 minut.

Wyjmij ciasto z piekarnika i zdejmij foliowe opakowanie.
Schłodzić do temperatury pokojowej na patelni na stojaku.

6.Podawaj w temperaturze pokojowej lub w lodówce i podawaj lekko schłodzone. Przechowywać przykryte odwróconym pojemnikiem w lodówce do 3 dni.

Sycylijskie ciasto z ricotty

cassata

Od 10 do 12 porcji

Cassata to chwała sycylijskich deserów. Składa się z dwóch warstw pan di Spagna (Herbatnik) wypełnione słodką i aromatyzowaną ricottą. Cały biszkopt jest glazurowany dwiema glazurami, jedną pastą z przyciemnionych migdałów i drugą aromatyzowaną cytryną. Sycylijczycy dekorują ciasto połyskującymi kandyzowanymi owocami i kawałkami pasty migdałowej, aby wyglądało jak z bajki.

Pierwotnie serwowana tylko w okresie wielkanocnym, cassata jest teraz używana podczas uroczystości przez cały rok.

dwaHerbatnikwarstwy

1 funt ricotty w całości lub częściowo odtłuszczonej

1 1/2 szklanki cukru pudru

1 łyżeczka czystego ekstraktu waniliowego

1 1/4 łyżeczki mielonego cynamonu

11/2 szklanki posiekanej półsłodkiej czekolady

2 łyżki posiekanej kandyzowanej skórki pomarańczowej

Tworzenie się lodu

4 uncje pasty migdałowej

2 lub 3 krople zielonego barwnika spożywczego

2 białka jaj

1/4 łyżeczki skórki z cytryny

1 łyżka świeżego soku z cytryny

2 szklanki cukru pudru

Owoce kandyzowane lub suszone, takie jak wiśnie, ananas lub cydr

1. W razie potrzeby przygotuj ciasto. Następnie w dużej misce za pomocą drucianej trzepaczki ubij ricottę, cukier, wanilię i cynamon na gładką i kremową konsystencję. Dodaj czekoladę i skórkę pomarańczową.

dwa. Umieść jedną warstwę ciasta na talerzu do serwowania. Rozłóż na wierzchu mieszankę ricotta. Umieść drugą warstwę ciasta na wierzchu nadzienia.

3.W celu dekoracji pokrusz pastę migdałową w robocie kuchennym wyposażonym w stalowe ostrze. Dodaj kroplę barwnika spożywczego. Miksuj do uzyskania jednolitego jasnozielonego odcienia, w razie potrzeby dodając więcej koloru. Usuń pastę migdałową i uformuj z niej krótką, grubą kłodę.

Cztery. Pastę migdałową pokrój wzdłuż na 4 plastry. Umieść jedną kromkę między dwoma arkuszami papieru woskowanego. Za pomocą wałka do ciasta spłaszcz w wąską wstążkę o długości 3 cali i grubości 1/8 cala. Rozwiń i odetnij wszelkie szorstkie krawędzie, zachowując wszelkie resztki. Powtórz z pozostałą pastą migdałową. Wstążki powinny mieć mniej więcej taką samą szerokość jak wysokość ciasta. Wstążki z pasty migdałowej owiń końcami wokół boków ciasta, lekko zachodząc na końce.

5.Zbierz kawałki pasty migdałowej i ponownie zwiń. Wytnij na ozdobne kształty, takie jak gwiazdki, kwiaty lub liście, za pomocą foremek do ciastek.

6.Przygotuj polewę: Ubij białka, skórkę z cytryny i sok. Dodaj cukier cukierniczy i mieszaj do uzyskania gładkiej konsystencji.

7.Rozłóż lukier równomiernie na wierzchu ciasta. Ciasto udekoruj wycięciami z pasty migdałowej i kandyzowanymi owocami. Przykryj odwróconą dużą miską i wstaw do lodówki do 8 godzin. Przechowuj resztki pod przykryciem w lodówce do 2 dni.

ciasto z okruchów ricotta

Sbriciolata di Ricotta

Na 8 porcji

Brunch, bardzo amerykański posiłek, jest teraz modny w Mediolanie i innych miastach północnych Włoch. Oto moje spojrzenie na tort z ricottą, który jadłem na brunch w kawiarni niedaleko Piazza del Duomo w sercu Mediolanu.

21/2 szklanki mąki uniwersalnej

11/2 łyżeczki soli

11/2 łyżeczki mielonego cynamonu

3/4 szklanki (11/2 paluszki) niesolonego masła

dwa/3 szklanki cukru

1 duże jajko

Pożywny

1 funt ricotty w całości lub częściowo odtłuszczonej

11/4 szklanki cukru

1 łyżeczka skórki z cytryny

1 duże jajko, ubite

11/4 szklanki rodzynek

cukier cukierników

1.Umieść stojak na środku piekarnika. Rozgrzej piekarnik do 350 ° F. Posmaruj i mąką 9-calową tortownicę. Strząsnąć nadmiar mąki.

dwa.W dużej misce wymieszaj mąkę, sól i cynamon.

3.W dużej misce mikserem elektrycznym na średnich obrotach ubijaj masło z cukrem na jasną i puszystą masę, około 3 minut. Ubij jajko. Na wolnych obrotach dodawaj suche składniki, aż masa się połączy i uformuje sztywne ciasto, około 1 minuty dłużej.

Cztery.Przygotuj nadzienie: wymieszaj ricottę, cukier i skórkę z cytryny, aż się połączą. Dodaj jajko i dobrze wymieszaj. Dodaj rodzynki.

5.Pokrusz 2/3 ciasta na przygotowaną patelnię. Mocno poklep okruchy, aby utworzyć dolną skórkę. Posmaruj mieszanką z ricotty, pozostawiając około 2,5 cm obwódki. Pozostałe ciasto pokruszyć na wierzchu, równomiernie rozprowadzając okruchy.

6.Piecz 40 do 45 minut lub do momentu, gdy ciasto będzie złocistobrązowe, a wykałaczka włożona do środka będzie czysta. Schłodzić na patelni na stojaku 10 minut.

7.Włóż cienką metalową szpatułkę po wewnętrznej stronie patelni. Zdejmij brzeg patelni i całkowicie ostudź ciasto. Przed podaniem posyp cukrem pudrem. Przechowywać przykryte dużą miską odwróconą w lodówce do 2 dni.

Piemonte ciasto orzechowe

Ciasto Nocciole

Na 8 porcji

To ciasto składa się prawie wyłącznie z orzechów i masła. Lubię go podawać tak jak w Piemoncie, z dużą porcją ciepłego zabaglione, ale jest też dobre samo lub z sosem czekoladowym i lodami.

11/2 filiżanek prażonych orzechów laskowych bez skóry (patrzJak upiec i obrać orzechy włoskie)

11/2 szklanki mąki uniwersalnej

11/2 łyżeczki proszku do pieczenia

11/2 łyżeczki soli

11/2 szklanki (1 laska) niesolonego masła

dwa/3 szklanki cukru

3 duże jajka w temperaturze pokojowej

cukier cukierników

1.Umieść ruszt na środku piekarnika. Rozgrzej piekarnik do 350 ° F. Nasmaruj okrągłą formę do pieczenia o wymiarach 9 x 2 cale.

dwa.W robocie kuchennym lub blenderze drobno posiekaj orzechy. Dodaj mąkę, proszek do pieczenia i sól i wymieszaj.

3.W dużej misce mikserem elektrycznym na średnich obrotach ubić masło, aż zmięknie. Stopniowo dodawać cukier i ubijać, aż będzie jasna i puszysta, około 3 minut. Zeskrob boki miski. Dodawaj jajka pojedynczo, dobrze ubijając po każdym dodaniu. Mieszaj w mieszance orzechów włoskich, aż się połączą.

Cztery. Rozłóż ciasto na przygotowanej patelni. Piecz 30 minut lub do momentu, gdy ciasto nabierze złotego koloru, a wykałaczka włożona do środka będzie czysta.

5.Schłodzić na 5 minut na patelni. Odwróć ciasto na ruszcie, aby ostygło. Obróć ciasto prawą stroną do góry na inny stojak i całkowicie ostudź.

6.Posyp cukrem pudrem. Przechowywać przykryte odwróconym pojemnikiem w temperaturze pokojowej do 3 dni.

ciasto mantuańskie

Ciasto Sbricciolona

Na 12 porcji

Z rodzinnego miasta Rigoletto, Mantui, pochodzi to kruche ciasto z orzechami włoskimi i mąką kukurydzianą. Ma konsystencję dużej kruszonki i należy raczej łamać niż kroić.

1 szklanka (2 paluszki) niesolonego masła w temperaturze pokojowej

1 szklanka cukru

1 1/2 łyżeczki soli

1 duże jajko

2 łyżeczki skórki z cytryny

1 łyżeczka czystego ekstraktu waniliowego

2 filiżanki mąki uniwersalnej

1 1/2 szklanki drobnej żółtej mąki kukurydzianej

11/2 szklanki drobno posiekanych migdałów

cukier cukierników

1.Umieść stojak na środku piekarnika. Rozgrzej piekarnik do 350 ° F. Nasmaruj okrągłą patelnię do pizzy o wymiarach 12 × 1 cala lub dużą blachę do pieczenia.

dwa.W dużej misce ubij masło z cukrem i solą na jasną i puszystą masę. Ubić jajko, skórkę z cytryny i wanilię. Wymieszaj mąkę, mąkę kukurydzianą i orzechy włoskie, aż się połączą.

3.Rozłóż ciasto na przygotowanej patelni. Spłaszcz ciasto w 12-calowe koło. Piecz przez 30 minut lub do momentu, gdy środek będzie jędrny w dotyku, a ciasto będzie złocistobrązowe.

Cztery. Schłodzić 5 minut na patelni na stojaku. Wsuń metalową szpatułkę pod ciasto i przenieś na drucianą podstawkę, aby całkowicie ostygła.

5.Przed podaniem posyp cukrem pudrem. Przechowywać przykryte folią w temperaturze pokojowej do 3 dni.

Świąteczny Słodki Chleb

Panettone

Od 8 do 10 porcji

Kiedyś północnowłoska specjalność, panettone, jest obecnie spożywana w całych Włoszech w okresie świątecznym, od śniadania z kawą po deser z kieliszkiem słodkiego wina. Odwiedzający często przynoszą ten wysoki, pachnący, nabijany rodzynkami bochenek kandyzowanych owoców w prezencie, więc zawsze jest go pod ręką. Resztki panettone są dobrze przypieczone i posmarowane masłem lub mascarpone lub można je wymieszać z innymi składnikami, aby uzyskaćPanettone Budyń Chlebowy.

1 1/2 szklanki mleka

1 1/2 szklanki cukru

6 łyżek niesolonego masła

2 opakowania (5 łyżeczek) aktywnych drożdży suszonych lub drożdży instant

11/2 szklanki letniej wody (100 ° do 110 ° F.)

2 duże jajka

2 duże żółtka

31/4 szklanki drobno posiekanego kandyzowanego cydru

1/2 szklanki porzeczek lub rodzynek

11/2 szklanki kandyzowanej skórki pomarańczowej, drobno posiekanej

1 łyżeczka skórki z cytryny

51/2 szklanki mąki uniwersalnej

1.W małym rondelku podgrzej mleko, aż na brzegach rondla pojawią się małe bąbelki. Usuń z ognia. Dodaj cukier i masło i odstaw, mieszając od czasu do czasu, aż cukier się rozpuści, a mieszanina ostygnie do letniej.

dwa.W dużej misce miksera elektrycznego posyp drożdże ciepłą wodą. Odstawić do uzyskania kremowej konsystencji, około 1 minuty, następnie mieszać, aż drożdże się rozpuszczą. Dodaj mieszankę mleka, jajka i żółtka i ubijaj na niskich obrotach, aż się połączą. Dodaj cydr, rodzynki, skórkę pomarańczową i skórkę z cytryny. Dodaj mąkę i ubijaj, aż powstanie sztywne ciasto, około 2 minut.

3. Zeskrob ciasto do dużej miski posmarowanej masłem i odwróć raz, aby posmarować górę. Przykryj ręcznikiem i odstaw w ciepłe miejsce do podwojenia objętości, około półtorej godziny.

Cztery. Nasmaruj tortownicę o wymiarach 9×4 cali. (Jeśli twoja patelnia ma mniej niż 4 cale głębokości, wykonaj kołnierz dla patelni: wytnij kawałek folii o długości 3 stóp i złóż go na pół wzdłuż. Nasmaruj jedną stronę folii i owiń ją wokół patelni. patelnia, natłuszczona strona w. Folia będzie miała 6 cali wysokości. Zawiąż sznurek kuchenny wokół patelni, aby zabezpieczyć folię.)

5. Dociśnij ciasto, aby usunąć pęcherzyki powietrza. Umieść ciasto na przygotowanej patelni, przykryj ręcznikiem i odstaw do podwojenia, około 1 godziny.

6. Umieść ruszt piekarnika w dolnej trzeciej części piekarnika. Rozgrzej piekarnik do 350 ° F.

7. Ostrym nożem wyciąć krzyż na wierzchu ciasta. Piec 1 godzinę lub do momentu, gdy ciasto na wierzchu będzie złocistobrązowe, a wykałaczka włożona do środka wyjdzie czysta.

8. Schłodzić ciasto na patelni na ruszcie przez 10 minut. Odwróć ciasto na stojak, a następnie obróć prawą stroną do góry na inny stojak. Niech ostygnie całkowicie. Przechowywać przykryte odwróconym pojemnikiem w temperaturze pokojowej do 3 dni.

222

CPSIA information can be obtained
at www.ICGtesting.com
Printed in the USA
BVHW060226200722
642495BV00009B/595